몸에 기적을 일으킨 숨은 약초 활용법

천기누설 약초보감

11

비만 & 비뇨기과 질환 편

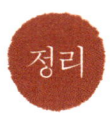

박수경
KBS 〈아침마당〉, 〈TV유치원하나둘셋〉, 〈후토스〉, EBS 〈딩동댕 유치원〉, JTBC 〈행복카페〉 집필
현재─MBN 〈천기누설〉, 〈엄지의 제왕〉, 〈나는 자연인이다〉, EBS 〈모여라 딩동댕〉, 〈보니하니〉,
애니메이션 〈발루뽀〉 작가

몸에 기적을 일으킨 숨은 약초 활용법

천기누설 약초보감 11 비만 & 비뇨기과 질환 편

초판 1쇄 발행 2014년 12월 29일

지은이　　MBN 〈천기누설〉제작팀
감수　　　서재걸 김달래 이광연
정리　　　박수경 전연주
편집　　　김영혜 권지숙 김민영

발행인　　곽철식
발행처　　(주)다온북스컴퍼니
출판등록　2014년 9월 18일 · 제2014-000247호

주소　　　서울 마포구 동교로 144, 5층
전화　　　02-332-4972　　**팩스**　　02-332-4872

인쇄와 제본　(주)M프린트

ISBN　　　979-11-86182-12-3 14510
　　　　　979-11-86182-01-7 (세트)

「이 도서의 국립중앙도서관 출판예정도서목록(CIP)은 서지정보유통지원시스템 홈페이지(http://seoji.nl.go.kr)와 국가자료공동목록시스템(http://www.nl.go.kr/kolisnet)에서 이용하실 수 있습니다. (CIP제어번호: CIP2014035032)」

몸에 기적을 일으킨 숨은 약초 활용법

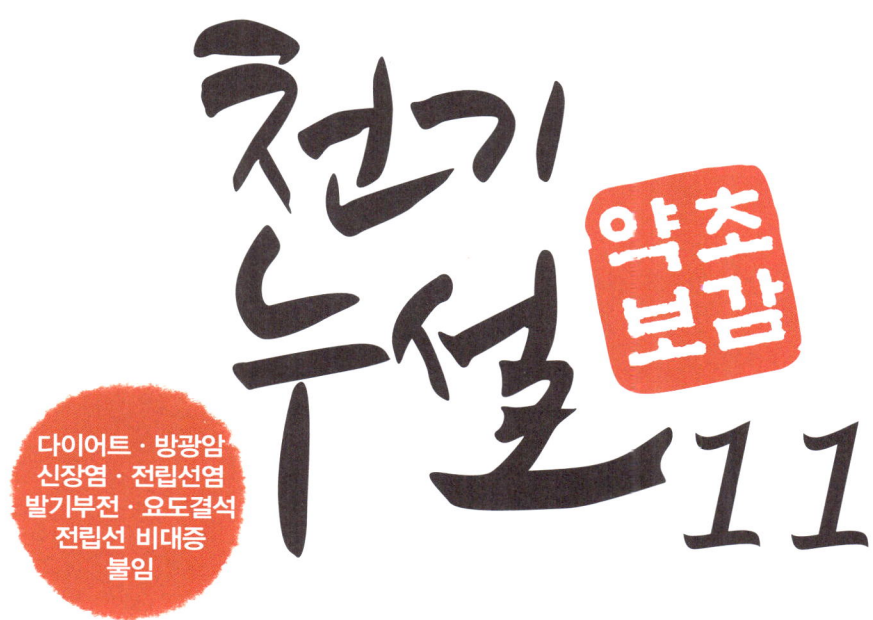

천기누설 약초보감 11

다이어트 · 방광암
신장염 · 전립선염
발기부전 · 요도결석
전립선 비대증
불임

MBN 〈천기누설〉 제작팀 지음 | 서재걸 · 김달래 · 이광연 감수

DAON BOOKS
COMPANY

몸에 기적을 일으킨 숨은 약초 활용법

자연에
답이 있었다

어떤 집안에 경사스러운 일이 일어났습니다. 옆집에 떡을 만들어 전해주면서 같이 기뻐하고 축하 받는 게 인지상정입니다. 만약 이 기쁜 소식을 옆집에 안 알리고 혼자 기뻐한다면 그 기쁨이 정말 오래 갈 수 있을까요? 또 옆집에서 무슨 수로 알아서 축하해 줄 수 있겠습니까? 우리 몸속도 살아있는 생명체(세포)가 60조개나 존재합니다. 이 세포들끼리도 기쁜 소식이나 위험한 정보를 교환해야 세포들의 주인인 우리 몸도 건강할 수 있습니다.

그래서 필요한 게 자연에 존재하는 다양한 생리활성물질과 면역물질들입니다. 사람들이 자연을 멀리 하면서 경험하지 못한 일들을 식물들이 대신 자연과 접해 겪으면서 얻은 수많은 정보를 식물 자신의 몸속에 담아 동물이나 사람들을 통해 전달하고 더불어 살 수 있는 기회를 제공하는 것입니다. 또 사람들에게 부족한 면역성을 채워 줄 수 있습니다. 하지만 사람들은 자연의 파괴로 얻은 여러 원인모를 병들을 치료하지 못하고 화학약품이 의존하고 있는 게 현실입니다.

좀 더 잘 찾아보면 자연에 답이 있습니다.

다만 사람에게 독이 되지 않게 약용이 되는 식물들을 얻을 수 있다면 많은 도움이 될 것입니다. 암을 포함한 많은 질병들은 결국 면역과 관련된 질환입니다. 따라서 면역기능을 항상 유지하고 있는 것이 질병 예방과 치료의 핵심이라 할 수 있습니다. 현대인들은 오래 살고 건강하게 살고 싶어 합니다. 아프지 않고 하고 싶은 일을 하고 살 수 있다면 가장 행복한 삶이 될 것입니다. 그러길 바란다면, 이제 이 책 〈천기누설〉에 집중을 해보는 게 좋겠습니다. 내 건강을 지켜주고 내 생각을 전달해줄 자연의 이야기가 시작되기 때문입니다.

바깥세상이 무섭다고 집에만 있으라고 강조하는 전문가들보다 바깥세상에서 살아가는 법을 알려주는 전문가가 더 필요한 세상이 되었으면 좋겠습니다. 이제 건강은 의학 전문가의 것이 아니라 나 자신의 선택과 결정에 달려 있기 때문입니다. 〈천기누설〉은 건강의 비밀이 저 멀리 하늘에 있는 것이 아니라 알고 보면 우리 가까이에 있다는 사실을 알려주는 의미 있는 책입니다.

2013년 10월 포모나자연의원 대표원장 서재걸 박사

천기누설
약초보감

우리나라의 평균수명은 2011년 기준으로 이미 81세를 넘어서서 세계최고 수준인 일본의 83세와 불과 2년 정도의 차이밖에 없을 정도이며, 여성을 기준으로 보면 84.5세로 이미 세계 최고 수준으로 오래 살게 되었다. 이는 1945년의 평균수명 48세와 비교했을 때 격세지감의 변화라고 볼 수 있는데, 그만큼 오래 사는 사람이 많아졌다는 것을 의미한다. 우리나라는 2000년에 노인인구가 전체인구의 7%로 이미 '고령화 사회'에 진입했고 노인인구가 전체인구의 14%를 넘어서는 고령사회는 2018년에 진입하고, 2C26년에는 노인인구가 전체인구의 20%를 넘어서는 초고령사회에 진입할 것으로 예측하고 있으니 '장수'시대의 염원이 눈앞에 현실화되고 있다.

우리는 산업화 이전보다 잘 살게 되었다. 경제적 발전을 통해 대부분의 사람들이 자동차를 가지게 되었고 편리한 아파트에 사는 사람의 비율이 50%를 넘게 되었으며, 손가락만 가볍게 눌러도 다양한 종류의 전자기기가 우리의 노동력을 대신해주는 꿈같은 삶을 살고 있다. 한 세대 전만 하더라도 새벽부터 늦은 밤까지 일을 해야 했지만 이제는 주5일 근무제가 정착되었고, 집에서 도시

락을 싸가지고 출근하는 사람의 비율은 30%도 되지 않으며, 집에서 밥을 먹는 비율도 점점 떨어지고 있다.

사실 100년 전 우리 선조들이 꿈꿨던 천국의 삶을 우리는 현재 실현하고 있다. 무더운 날에 시원한 얼음을 먹을 수 있고, 엄동설한에 반팔을 입고 실내생활을 할 수 있으며, 간단한 버튼 하나로 자동차의 시동을 걸고, 스마트 폰으로 지구 반대편의 가족과 항상 영상통화를 할 수 있으며 배고픔 없이 하루하루를 살고 있다. 그런데 이런 편리함 속에서도 우리는 많은 것을 놓치고 있다. 맑은 물과 공기는 물론이고 여유와 행복감, 엄마나 아내가 해주던 밥조차 제대로 얻어먹지 못하고 치밀하게 짜여진 사회 속에서 시간에 쫓기고 돈을 쫓느라 세월을 허비하고 있다. 분노와 불안은 우리와 멀리 떨어진 서구사회의 것이 아니라 우리 생활 속 깊숙이 파고 들었고 무관심과 무표정 속에서 우리를 병들게 하고 있다.

이런 상황에서 우리는 행복한 삶을 위해서 스스로의 건강에 대해서 관찰하고 공부해야 한다는 필요성을 느끼게 되었고, 이런 추세에 발맞추어 인터넷이나 방송, 언론 등에서도 일반인들이 스스로 경험한 다양한 건강법에 대한 정보를 제공하고 있다. 이제 인터넷만 두들기면 수많은 정보가 끝없이 실시간으로 쏟아져 나온다. 인터넷은 그 어떤 전문가보다 많이 알고 있고, 빠르고 편리하게 우리가 원하는 것을 던져주고 있다. 그것도 아주 싼값에 말이다.

하지만 인터넷의 정보는 광대하지만 전문성이 부족하고, 화려해 보이지만 진실하지 않을 수도 있기 때문에 일반인들이 원하는 것을 제대로 파악할 수가 없다는 단점이 있다. 또한 요즘 인터넷에서 제공되는 정보 속에는 자신의 주장을 더 많이 그리고 널리 알리기 위해 반드시 알려야할 안전성과 단점을 교묘하게 포장하는 경우도 많기 때문에 더 많이 공부하고 또한 신중하게 선택해야 후회를 막을 수가 있다.

허준 선생이 평생토록 공부해서 정리한 〈동의보감〉 속에는 약 1,700종의 약물과 음식정보가 수록되어 있고, 이시진 선생이 저술한 〈본초강목〉 속에는 약 1,900종의 약물과 음식에 대한 정보가 상세하게 기록되어 있다. 허준과 이시진 선생은 그 당시까지의 많은 학자들이 직간접적으로 경험한 약재와 음식의 특성과 효능, 부작용, 그리고 주의할 점을 자세하게 기록하고자 했으며, 오늘날 기준으로 보더라도 그 정보의 수준이 상당히 높다는 것을 알 수 있다. 왜냐하면 허준 선생과 이시진 선생은 정보를 단순히 전달하려 하지 않고 최고의 전문가답게 직접 검증한 후에 수록했기 때문이다.

이번에 새롭게 출판된 〈천기누설 약초보감〉은 이제까지 MBN 〈천기누설〉에서 방송되었던 다양한 사례자들의 실제 경험을 전문가 그룹이 검증하고 그 치료원리를 설명했다는 점에서 일반인들 가운데 동일한 질병으로 고통 받고 있을 경우에는 따라할 수 있는 친절한 안내서가 될 수 있다고 본다.

어떤 약재나 음식물을 먹고 어느 정도의 치료효과를 발휘하기 위해서는 재료의 특성과 효능, 부작용과 용량, 용법, 그리고 복용기간이 제대로 전달되어야 기대했던 치료효과를 얻을 수 있다. 아무리 오래된 산삼이나 깊은 산속의 버섯이라고 할지라도 모든 사람에게 다 좋은 것은 아니다. 요즘 널리 사랑받고 있는 홍삼만 해도 그렇다. 홍삼도 인삼과 마찬가지로 몸이 차고 맥이 약한 소음인 체질에게 좋은 약재이고, 다른 체질인 경우에는 오랫동안 먹으면 상당한 부작용이 나타난다. 실제로 내과학회지에 실린 논문을 보면 모대학병원에 간 손상으로 내원한 환자들이 복용한 건강기능식품을 분석했더니 홍삼과 칡 뿌리가 첫 번째였다.

이 세상에는 수많은 종류의 음식과 약이 존재하지만 자신의 체질에 맞고 병에 필요한 약은 그리 많지 않으며, 박씨가 먹고 나서 좋은 효과를 봤다고 해서 김씨에게도 동일한 효과를 발휘하는 것은 아니다. 참마는 산속에서 나는 약이라고 불릴 정도로 좋은 약재이지만 소화력이 좋고 살이 잘 찌는 태음인 체질에게 좋은 약이면서 음식이다. 소화력이 약하고 살이 잘 찌지 않는 마른 체격의 소음인 체질에게는 먹지 않는 것만 못한 것이다.

음식과 약재의 특성에 대해 제대로 알고 먹으면 쌀도 보약이 될 수 있고, 물도 뛰어난 약이 될 수 있다. 배고픈 사람에게는 밥이 보약이고, 목마른 사람에게는 시원한 우물물이 그 무엇보다 좋은 약이 될 수 있다. 그래서 허준 선생은 〈동의보감〉 탕액편의 맨 앞부분에 33가지 종류의 물에 대해 각각의 특성을 기록했고, 그 특성을 잘 이용해서 뚜렷한 효과를 볼 수 있도록 배려했던 것이며, 쌀과 보리를 비롯한 오곡에 대해서까지 특성과 효능을 상세히 서술했던 것이다.

　다온북스에서 출판한 〈천기누설 약초보감〉은 방송에 등장했던 사례자가 실제로 겪었던 질병치료 경험을 다양한 각도에서 검증하고 그 치료법을 공유하는 데 편리함이 있도록 엮었기 때문에 많은 사람들에게 도움을 줄 수 있을 것으로 생각한다. 다만 그들이 경험했던 것이 모든 사람들에게 동일하게 적용될 수는 없으며, 때로는 좋은 쪽으로 반응을 보일 수도 있지만 때로는 부작용을 나타낼 수도 있다는 점을 인식해야 한다. 왜냐하면 그들과 동일한 질병에 걸렸던 사람들 가운데서도 같은 약재나 음식을 복용하고도 별다른 효과를 보지 못했지만 또 다른 방법으로 좋아진 사람들도 많았기 때문이다. 따라서 어떤 하나의 약재나 음식으로 빠른 효과가 나타나지 않았다고 해서 낙담하지 말고 더 열심히 공부하고 전문가를 찾아서 상담할 필요가 있다는 점을 제안 드린다. 아무쪼록 이 책을 통해 우리 주위의 모든 사람이 백세를 살면서 더욱 건강하고 행복하기를 기대한다.

2014년 가을, 잠실 연구실에서 김달래 한의학 박사

이 책만 있으면 어렵지 않게
건강을 위한 음식과 약차를 만들 수 있다

MBN의 〈천기누설〉은 미스터리한 현상에 대해 다양한 방향에서의 해석과 새로운 접근방식으로 널리 알려져 있는 프로그램입니다. 몇몇 인연으로 〈천기누설〉 팀에서 간혹 저에게 의학적 검증을 위해서 인터뷰를 요청하는 경우가 있었습니다. 환자를 진료하던 중 〈천기누설〉 팀에서 인터뷰 요청 전화가 오면 깜짝깜짝 놀라고 걱정이 앞서는 경우가 많습니다. '이번엔 어떤 주제로, 어떤 질문으로 나를 괴롭히려고 그러나?' 하는 생각이 들기 때문입니다. 천기누설 팀의 질문은 다른 방송 프로그램과 달리 다양하고 자료준비도 많이 해야 하고 생각을 많이 해야만 하는 심도 깊은 질문이 많기 때문입니다. 〈천기누설〉의 인터뷰에 임하기 위해서는 저도 잊고 있었던 자료들을 찾고, 치열하게 검증하는 수밖에 없었습니다. 그러던 중에 오늘 받은 연락은 기쁘기 그지없었습니다. 드디어 〈천기누설〉의 방송 내용을 모아서 책으로 엮었으며, 미천하지만 저의 추천사를 부탁하는 연락이었습니다. 그동안 〈천기누설〉 방송을 보면서 좋은 내용들을 일목요연하게 정리하여 책으로 내었으면 더욱 좋겠다는 생각이 실현된 것입니다. 기대하는 마음으로 원고를 읽다보니 어느새 처음부터 끝까지 탐독하게 되었습니다.

암과 같은 여러 불치병으로 고통받고 있는 환자분들은 명확한 치료방법이 없기 때문에 다양한 민간요법과 식이요법을 찾게 되는 경우가 많습니다. 간혹 좋은 결과가 나오는 경우도 있지만, 때에 따라서는 자신의 체질과 질병 상황에 맞지 않아 오히려 독이 되는 경우도 있습니다.

이 책에서는 우리 주변의 다양한 식재료들이 건강의 어떤 면에 도움이 되는지, 그 이유를 과학적으로 분석하며, 동시에 많은 전문가들의 인터뷰 내용을 첨부하여 도움이 되는 부분과 주의해야 할 부분을 명확히 언급하고 있습니다. 또한, 식재료를 요리하거나 차로 만드는 방법을 사진과 함께 자세히 설명하여, 어떤 사람이라도 이 책만 있으면 어렵지 않게 건강을 위한 음식과 약차를 실생활에서 바로 만들 수 있도록 세세히 신경쓴 점이 눈에 띄었습니다. 이처럼 다양한 내용을 심도있게 정리하고 명료하면서도 이해하기 쉽도록 간결히 설명하는 옥고(玉稿)를 발간하심에 다시 한번 축하드립니다.

〈동의보감(東醫寶鑑)〉 내경편(內景篇)의 신형(身形)에 보면 學道無早晚이란 말이 있습니다. 이 말은 "도(道 - 도리, 올바른 길, 양생법)를 배우는 데는 빠르고 늦은 것이 없다"는 뜻입니다. 건강을 지키고 질병을 치료하는 데는 빠르고 늦은 것이 없습니다. 바로 지금부터 시작하면 되는 것입니다. 이 책을 읽으시는 모든 분들께서 이 책과 함께 항상 건강하시고 행복하시길 바랍니다.

2013년 10월 이광연한의원 원장 이광연 박사

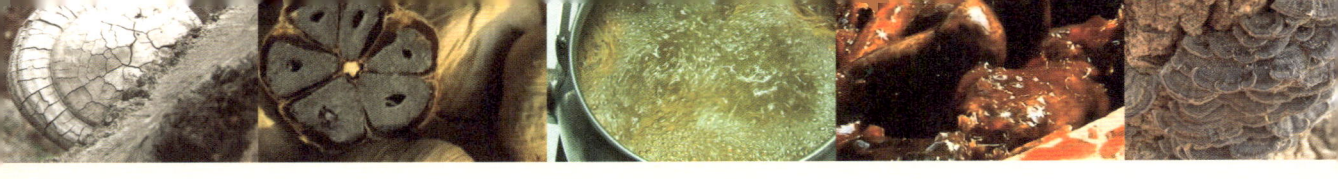

목차

11권 · 비만 & 비뇨기과 질환

· 비만

· 비뇨기과 질환

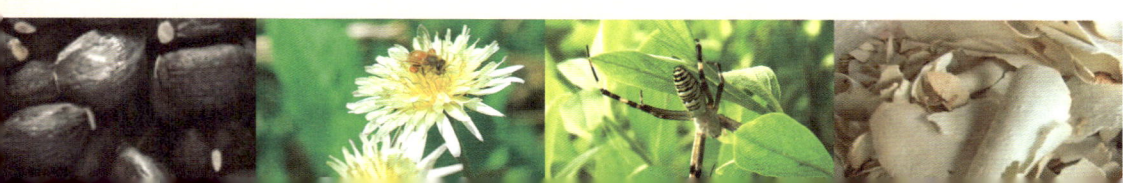
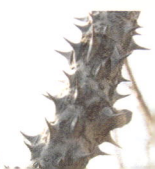

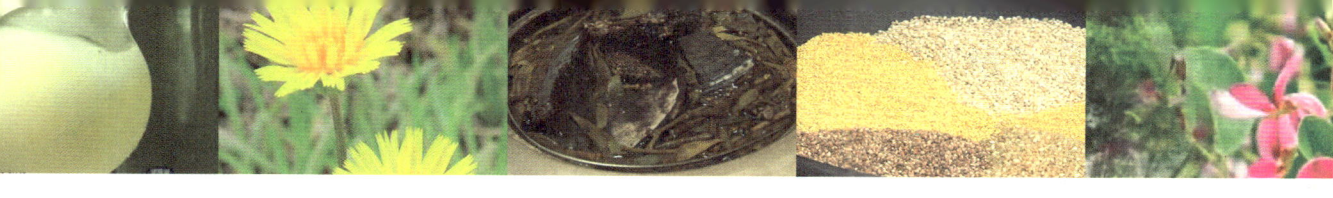

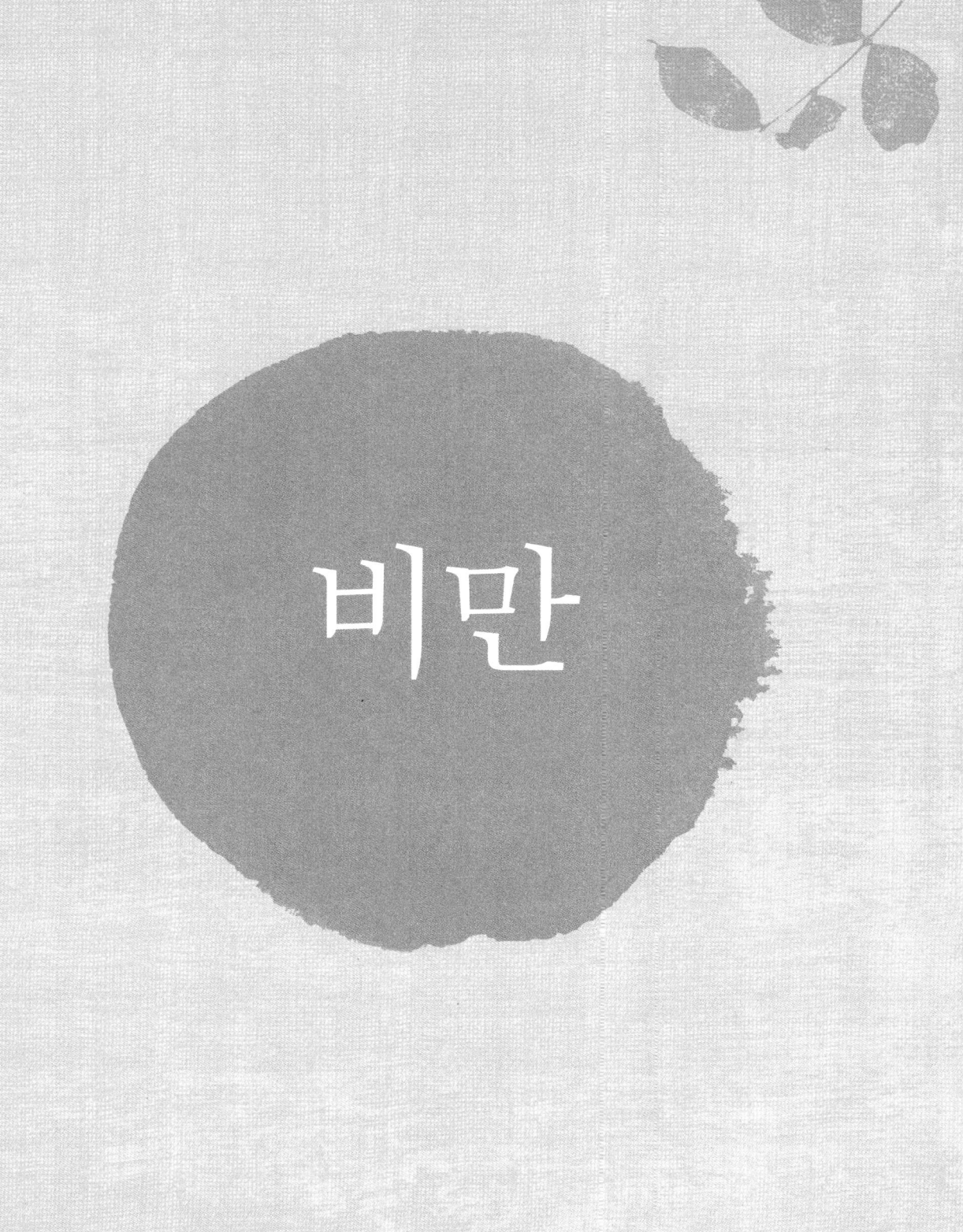

비만

초마늘

비만 잡는 마늘_다이어트

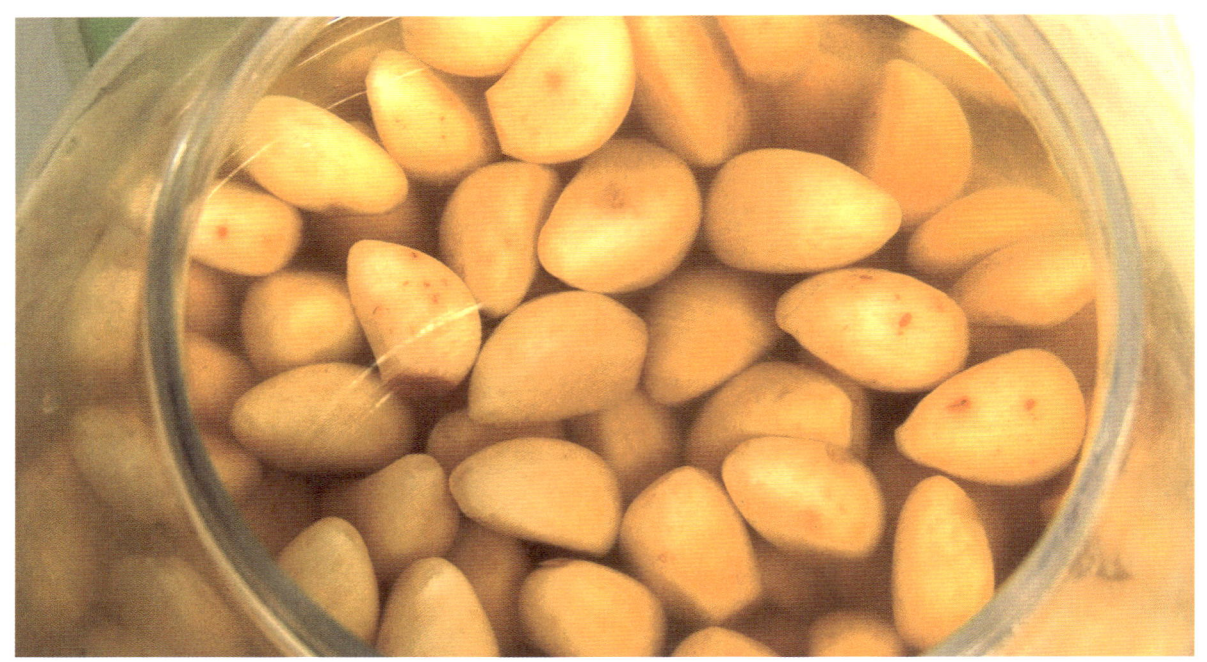

초마늘이란 식초에 마늘을 넣고 90일 정도 숙성시킨 것으로 숙성 과정에서 마늘 특유의 냄새와 매운 맛이 어느 정도 사라지기 때문에 섭취할 때 좋다. 초마늘에는 마늘의 독특한 냄새의 원인이 되는 알리신이 있다. 알리신은 탄수화물, 단백질과 결합해 약효를 한층 더 높여준다.

🌱마늘의 효능

1. 강한 살균 및 향균 작용을 한다.

2. 혈액 순환을 돕는다.
   혈관질환 개선에 탁월하다.

3. 당뇨병 치료에 도움이 된다.
   인슐린 분비를 촉진시켜준다.

4. 항암 효과가 있다.

🌱 초마늘의 중심 효능

1. 소화 기능을 강화시킨다.

마늘의 알리신이 장운동을 촉진시켜 배변활동에 도움을 주어 복부에 살이 찌는 것을 막아준다.

2. 단백질 분해를 막는다.

식초의 탄닌이 단백질을 응고시키고 흡착해 분해를 저해하는 작용이 있어 다이어트에 효과적이다.

🌱 활용 방법

● 초마늘 만드는 방법

재료: 깐마늘 500g, 천연 현미식초 1L, 벌꿀 180cc, 입구가 넓은 용기

1. 마늘과 식초를 준비하고, 용기는 깨끗하게 닦는다.
2. 마늘을 병에 넣고 완전히 잠길 정도로 식초를 부어 밀폐한다. *벌꿀을 약간 넣어줘도 좋다.

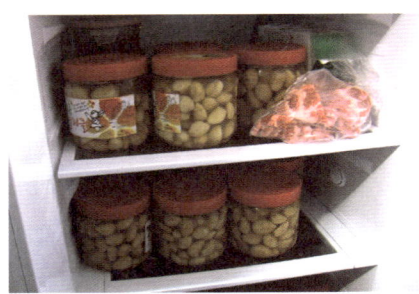

3. 약 1개월 정도 맛이 들었을 때 어두운 곳이나 냉장고에 보관하여

맛있게 먹는다.

- **알아둘 점**

  1. 천연식초 사용을 권장한다. 마늘의 자극적인 성분이 화학식초와 만나면 위장 점막 등에 자극을 주어 통증을 일으킬 수 있으므로 천연식초를 사용하는 것이 좋다.

  2. 마늘이 파랗게 변하는 경우: 숙성 2~3일 즈음에 마늘이 파랗게 변하는 경우, 마늘의 아연이 식초에 반응해 나타나는 이온화 현상으로 몸에 해가 되지 않는다.

  3. 초마늘의 보관 기간: 담근 초마늘은 뚜껑을 잘 덮어 차고 어두운 곳에 보관하면 1년 이상 변하지 않는다. 오래 두고 먹기 위해서는 식초를 충분히 넣어주는 것이 좋다.

  4. 입 냄새가 걱정인 경우: 초마늘을 먹은 후 우유 한 잔을 마시면 냄새 억제에 도움이 된다.

현미 채식

칼로리 잡는 밥상 건강법_다이어트

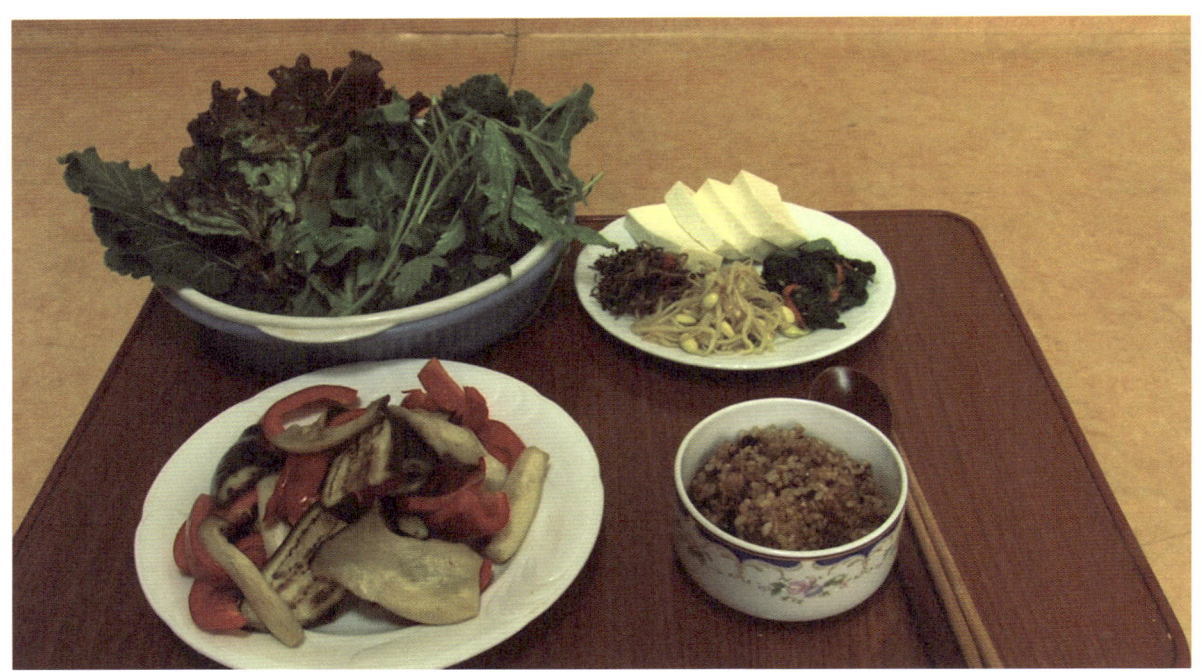

현미玄米는 벼의 왕겨를 벗겨낸 상태로 도정도 지 않은 쌀매조미쌀, 핍쌀이다. 아직 씨의 형태이기 때문에 재배하면 싹이 나온다. 백미보다 식이섬유, 비타민은 더 많이 탄수화물은 더 적게 포함하고 있기 때문에 건강식품으로 취급되고 있다. 또한 백미보다 단단하기 때문에 압력솥으로 밥을 짓거나 죽을 만들어 먹는 것이 좋다. 현미의 겨에는 킬레이트 작용이 강한 피트산Phytic acid이 대량 함유되어 있다. 피트산은 미네랄과 결합해 피트산염이 되는데, 과다 섭취 시 체내에 미네랄이 흡수되지 못하여 미네랄 결핍 및 부족 현상을 일으킬 수 있다. 따라서 현미를 먹을 때는 대량의 야채, 우유, 깨소금 등과 함께 먹어 미네랄을 보충해 주어야 한다.

현미 채식의 이로운 점

채식 위주의 식단은 칼로리가 낮고 당지수가 낮기 때문에 적은 양을 먹더라도 공복감을 해소할 수 있고 지방으로 전환되는 양이 매우 적다. 좋은 채소를 현미와 함께 섭취하면 현미의 지방 생성을 억제하고 분해를 촉진하는 영양소와 식이섬유가 만나게 되므로 체중 감량에 매우 이롭다.

현미의 효능

1. 대장암을 예방한다.
대변의 양을 증가시키고, 대변이 장내에 머무는 시간을 줄여준다.

2. 혈액 내 콜레스테롤을 감소시킨다.
현미의 섬유소는 담즙의 산을 장으로 배설해, 콜레스테롤을 감소시키며 음식에 있는 콜레스테롤이 혈액으로 흡수되는 것을 억제시켜준다.

3. 피부 미용 및 개선 작용에 탁월하다.
현미의 비타민B2가 체액의 산화를 막아주어 피부를 맑고 건강하게 한다.

4. 해독작용이 있다.
현미 외피의 주성분과 섬유소가 인체 내에 쌓이기 쉬운 중금속을 배설시키는 데 매우 큰 도움이 된다.

🌱 활용 방법

● **현미 스프 만들기** *알레르기 체질 개선에 도움이 된다.

  1. 현미를 볶아 준비한다.

  2. 5배 정도의 물을 붓고 끓여 체에 거른다.

  3. 3~4일 꾸준히 먹는다.

● **하루 식단 예시**

  1. 아침: 녹색 채소와 과일을 갈아 만든 주스 1잔

  2. 저녁: 현미와 생강가루에 뜨거운 물을 부어 만든 현미생강 죽

    1500kcal 이하의 저칼로리 식단 + 제철과일, 견과류 + 꾸준함 ⋯▸ 저칼

    로리 식단에 의해 발생할 수 있는 영양 결핍의 문제를 해결했다.

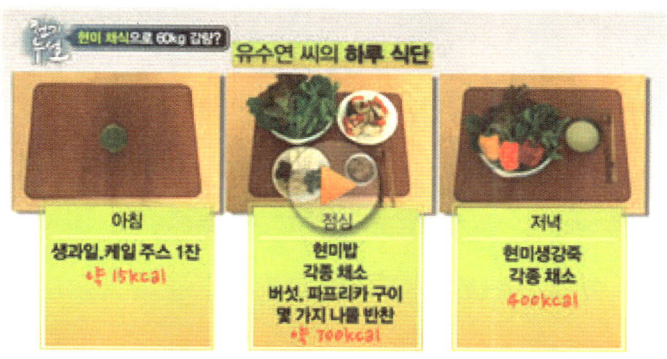

바나나 식초

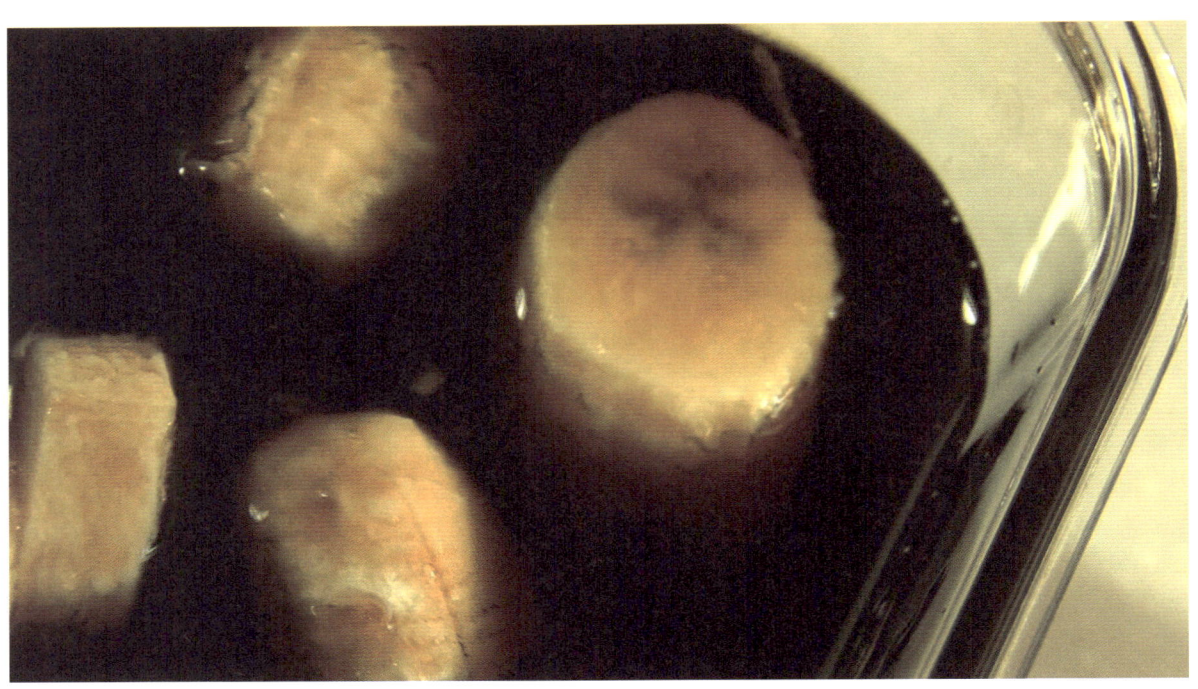

🍌바나나의 효능

1. 해열 작용에 도움이 된다.

바나나는 성질이 차가운 과일이기 때문에 평상시 더위를 많이 타거나 열이 많은 체질에게 좋다.

2. 피부 미용에 좋다.

바나나는 비타민B6이 특히 많이 함유되어 있어서 꾸준히 바나나를 섭취하면 건강한 피부를 가꿀 수 있다.

3. 면역력 향상에 탁월하다.

바나나를 실온에 두면 검게 변하는데, 색이 짙을수록 면역력 향상에 도움이 된다.

4. 혈액 순환을 돕는다.

각종 혈관계 질환(동맥경화, 고혈압, 심장병 등)을 예방하는 데 도움이 되고, 혈관 내 노폐물을 제거해 혈압을 정상화시켜준다.

5. 다이어트에 좋다.

바나나는 섬유질이 풍부해 조금만 섭취해도 포만감이 느껴져 다이어트에 도움이 된다.

6. 변비를 제거한다.

식이섬유가 풍부해 장운동 촉진에 도움이 된다.

식초의 효능

1. 살균력이 뛰어나 장 건강에 도움이 된다.

2. 고혈압 예방에 좋다.

아미노산 성분은 혈압을 내리는 효능이 있다.

3. 피로회복에 도움이 된다.

인체를 피로하게 하는 젖산을 분해하는 데 효과가 있다.

4. 다이어트에 좋다.

지방의 흡수를 막아주고, 분해하는 효과가 있어 다이어트에 매우 좋다.

5. 골다공증을 예방해준다.

칼슘의 흡수율을 높여 뼈를 단단하게 한다.

6. 불면증 치료에 좋다.

신경을 완화시켜 긴장감을 해소해주는 효능이 있다.

✿ 바나나 식초의 효능

식욕억제 효과가 있다. 바나나의 세로토닌이라는 호르몬은 공복 시의 고통을 느끼지 않게 한다. 또한 식초의 구연산이라는 유기산이 우리 몸의 신진대사를 촉진시켜 다이어트에 아주 좋은 효과를 낸다.

✿ 활용 방법

- **바나나 식초 만드는 방법**

  재료: 설탕, 바나나, 현미식초

  1. 현미식초와 설탕을 1:1 비율로 섞는다.

  2. 바나나를 작은 크기로 썰어 준비한다.

  3. 식초 설탕물에 바나나를 넣어 2주 정도 숙성시킨다.

- **바나나 식초 먹는 법**

  1. 물에 희석시켜 먹는다.

2. 식후 한 숟가락씩 떠먹는다.

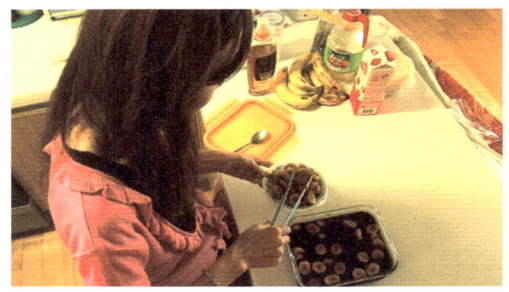

완성된 바나나 식초

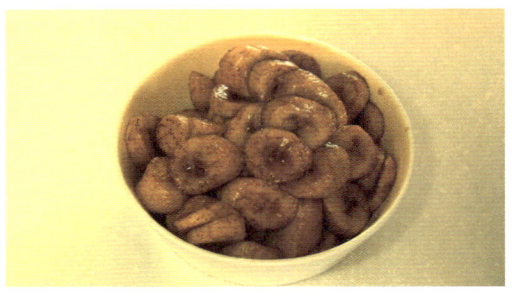

바나나 식초

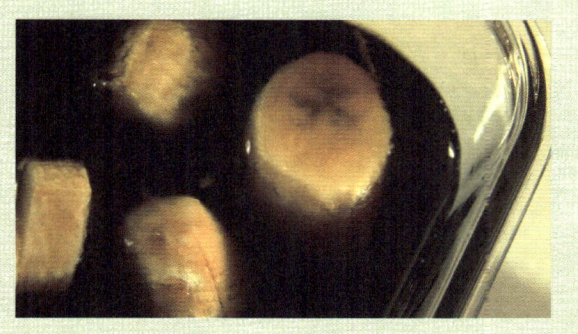

흑초

천연식초 건강법의 비밀_다이어트

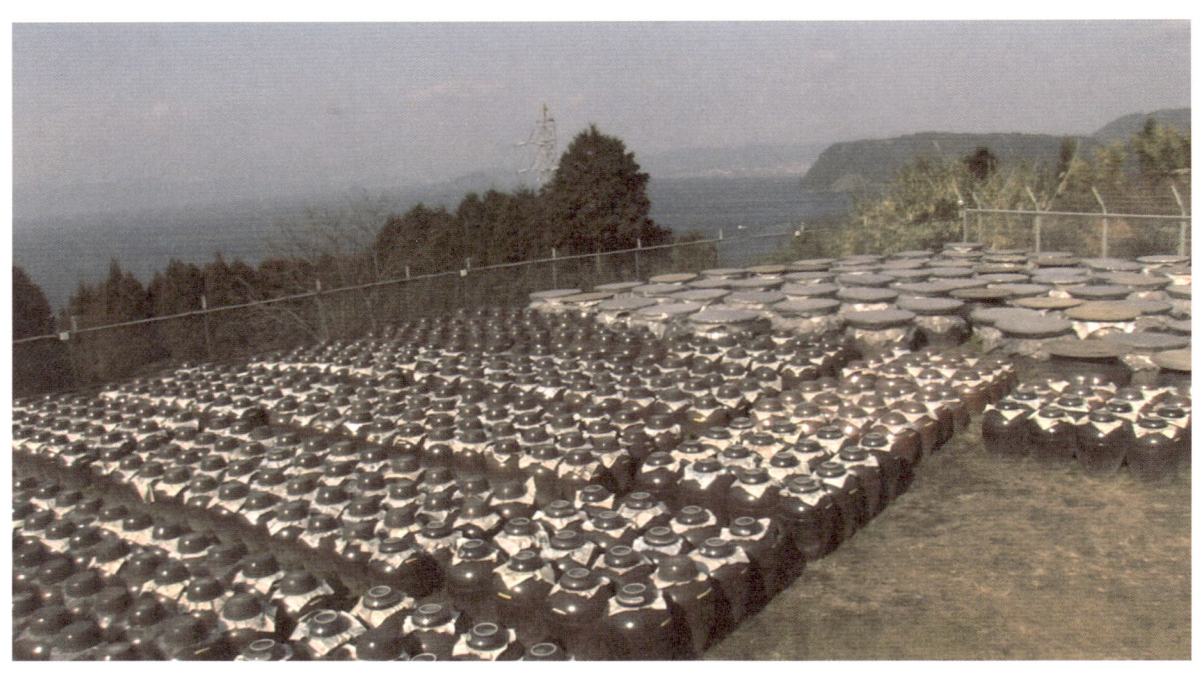

일본 대표 식초, 흑초. 연평균 18.7°C로 1년 내내 온화한 일본 가고시마의 기후, 세계에서 보기 드문 가고시마의 자연 조건을 바탕으로 항아리 안으로 햇빛을 충분히 흡수시켜 알코올 발효와 초산 발효를 거쳐 약 1년 반 동안 숙성시켜 만든다. 현미의 당과 아미노산이 결합해 진한 색을 띠게 된다.

효능

체내에서 만들어지지 않아 음식으로 반드시 섭취해야하는 필수아미노산의 함량이 흑초가 쌀 식초보다 월등히 높다.

1. 항체의 생성을 촉진한다.

필수아미노산이 풍부해 항체의 생성으로 이어져 신체의 면역력을 증강시킨다.

2. 지방간 생성을 막는다.

성인병의 주요 원인이 되는 지방간 생성을 막아준다.

활용 방법

- **물처럼 마시는 법**

  흑초 20ml에 물을 희석해 하루 2회 섭취한다.

- **흑초 요구르트 먹는 법**

  요구르트에 흑초를 잘 섞어 먹는다.

- **오이 양파 흑초 절임으로 먹는 법**

  재료: 오이, 양파, 흑초

  1. 오이와 양파를 깨끗하게 씻어 한 입 크기로 썬다.

  2. 깨끗하게 닦은 유리병에 오이와 양파를 넣고 흑초를 붓는다.

  3. 취향에 따라 매운 고추와 함께 절여도 좋다.

쌀식초, 흑초 아미노산 총량 비교 그래프

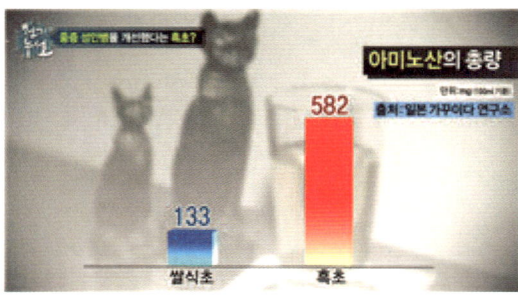

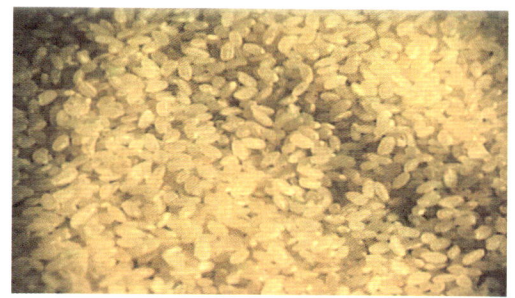

현미

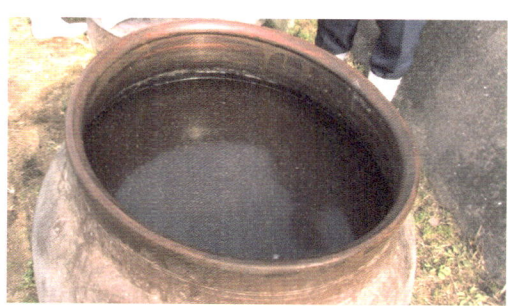

발효되고 있는 흑초

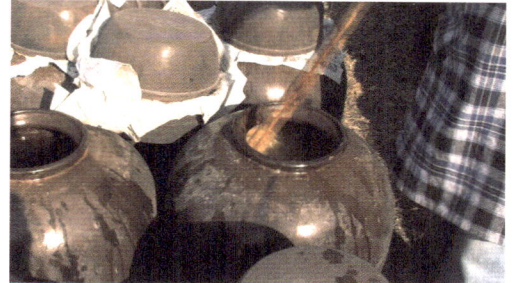

식초를 저어주는 모습

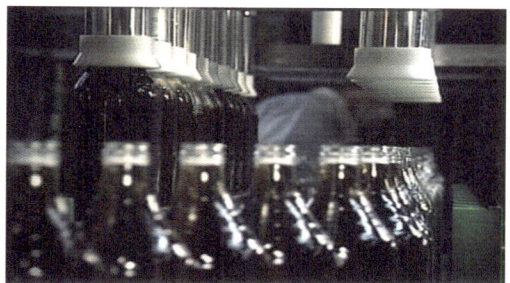

자동 포장되는 흑초

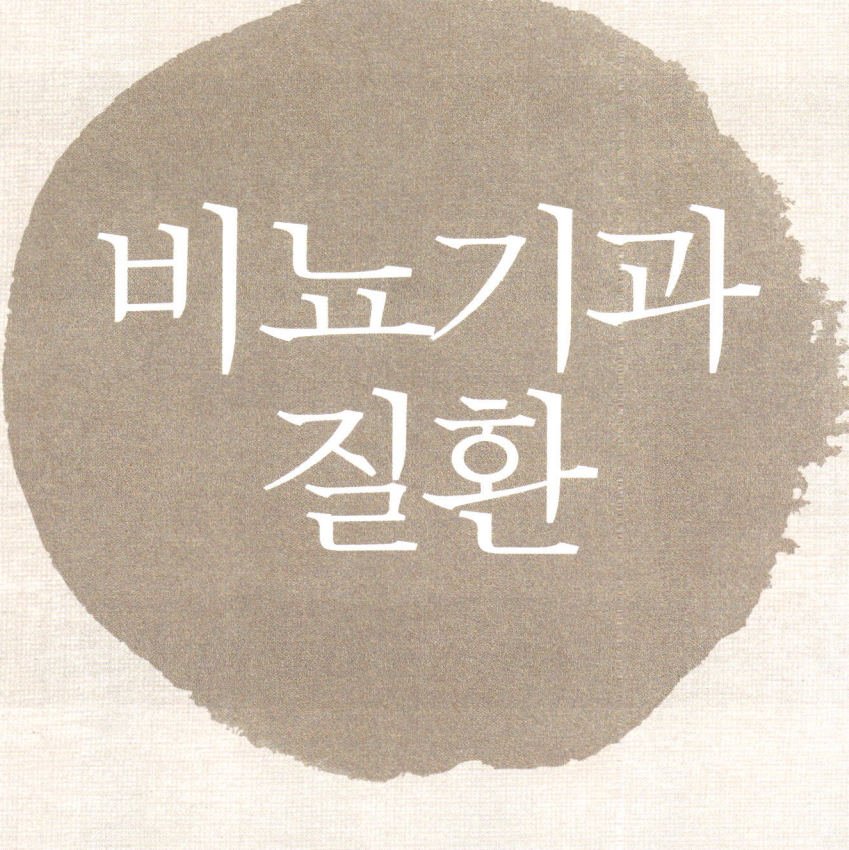

비뇨기과
질환

식이요법

68회
세 끼 식사로 되찾은 건강_방광암

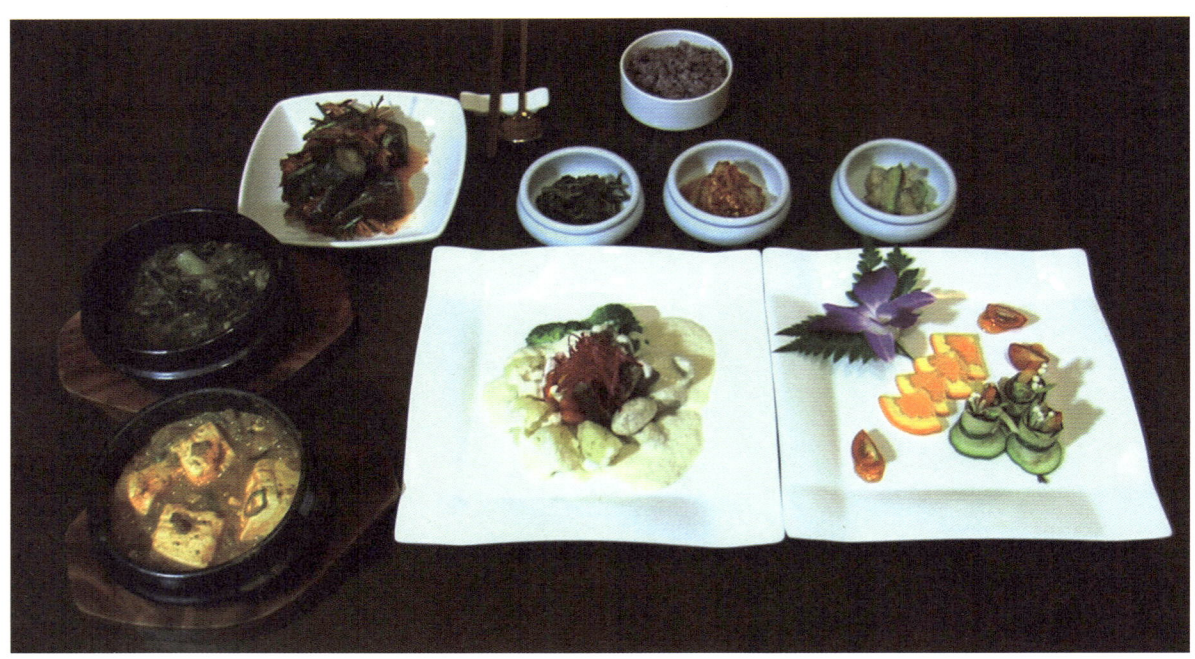

식이요법은 약을 대신해 음식을 먹는 개념으로 치료를 목적으로 다른 음식물을 일체 섭취하지 않고 하루 세 끼 특정 음식만을 먹는다.

식이요법

1. 생콩 주스

생콩을 갈아 주스로 마신다.

콩의 글리시닌 성분이 항암치료 시 통증을 완화시키는데, 글리시닌은 수용성이라 삶아서 먹을 경우 유효 성분의 손실이 많아 생으로 섭취하는 것이 좋다.

2. 수박

하루 1통, 흰 과육까지 모두 섭취한다.

방광암 환자는 소변에 정체되어 있는 발암물질을 배출시키는 것이 중요하다. 하루 2,500cc 이상의 수분을 섭취하도록 권장한다. 수박은 훌륭한 이뇨제의 역할을 한다. *흰 과육 부분이 이뇨 작용을 더욱 강하게 한다. 〈동의보감〉에 수박은 성질이 차고 달며 독이 없고 해열, 해독작용이 있으며 소변을 잘 통하게 한다고 나와 있다. 항암 효과가 있다. 항암 작용을 돕는 리코펜이 함유되어 있으며 특히 방광암을 예방하는 비타민A, 베타카로틴 성분이 풍부하게 들어 있다.

건강 식단

건강 식단은 면역력을 증대시키기 위해 먹는 식단으로 음식으로 알레르기에 대한 방어력을 높이고 몸의 기력을 향상시켜 병을 예방하는 데 도움이 된다. 이러한 식단이 특정 질환을 직접적으로 치료하는 것은 아니지만 자신의 체질에 맞는 식재료를 선택하여 먹을 경우 인체 면역 기능을 향상시켜 보조적 의미의 치료가 가능하다.

1. 밥은 밤, 조, 수수, 콩 등 잡곡으로만 짓는다.
2. 율무는 60g 이상 꼭 넣는다.
3. 연근, 마, 당근 같은 뿌리채소를 섭취해 기운을 돋아준다.

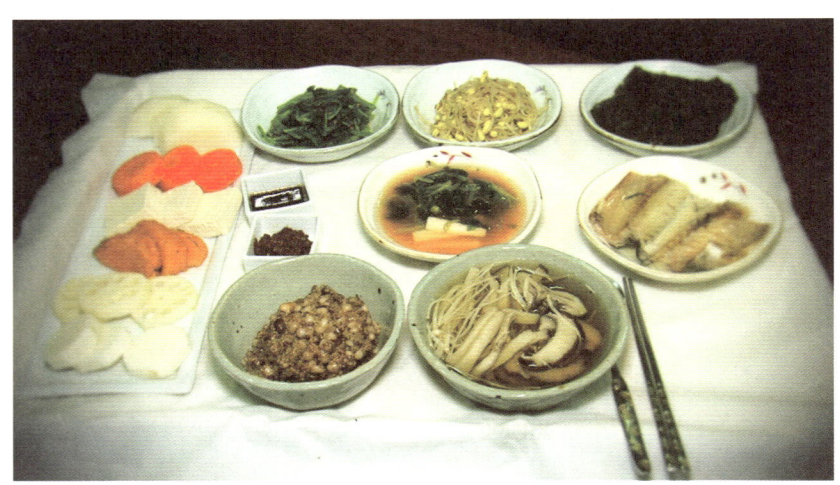

율무: 에너지대사를 활성화하는 비타민 B1, B2와 나이아신이 풍부해 피로를 적게 느끼게 하고 이뇨 작용을 높이고 혈중 지질 개선에 도움이 된다. 최근 코익세놀라이드라는 성분이 NK세포를 증가시켜 암세포의 증식을 막는 것으로 보고되었다.

42회
신선한 채소로 되찾은 건강_부신암

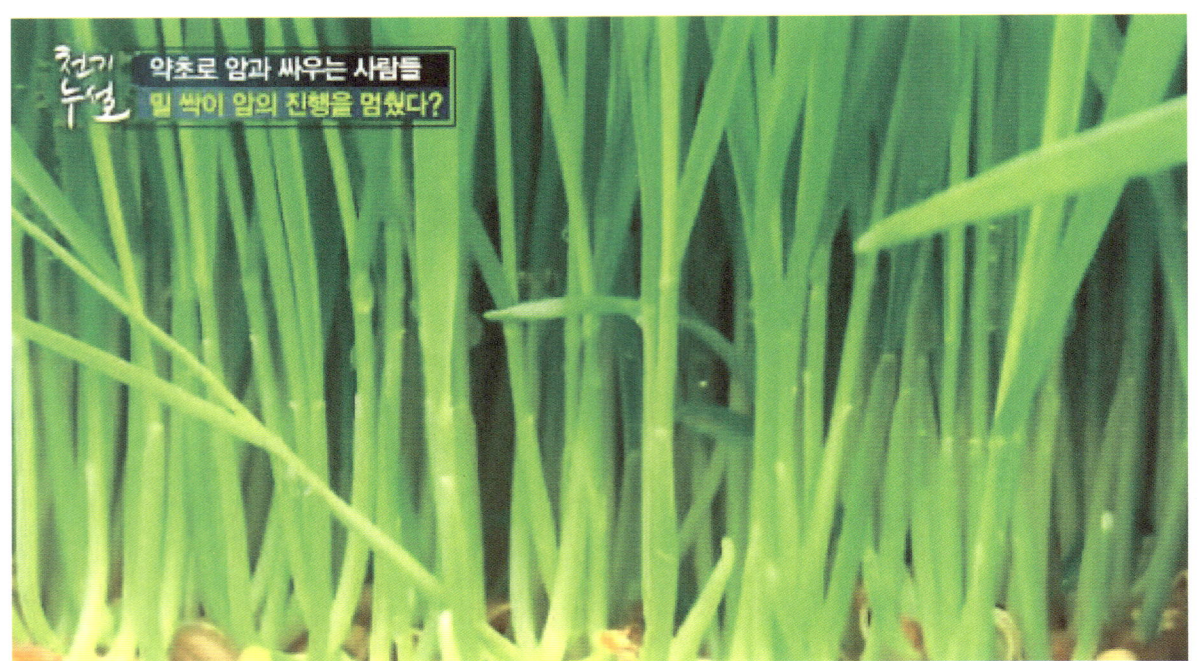

궁극의 청혈제로 알려진 밀싹은 통밀 씨앗에서 나온 싹으로 식이섬유, 엽록소, 비타민A 등이 다량 포함되어 있어 면역력 강화 및 해독에 효과적이다. 또한 집에서 손쉽게 재배가 가능하다.

약효

밀싹은 밀의 어린 싹으로 식이섬유가 풍부해 변비에 효과가 있다. 또 엽록소 성분이 많이 들어 있어 면역력을 높여주고 해독에도 도움이 된다. 칼로리가 100g당 17kcal에 불과해 다이어트에도 좋다. 비타민은 감귤의 6배, 미네랄은 시금치의 18배나 된다.

효능

1. 활력을 북돋아 준다.

2. 몸속에 필요한 영양을 공급해준다

   밀싹은 독성이나 부작용이 없다. 필수 비타민과 미네랄이 풍부하게 들어 있어 몸속에 필요한 영양을 공급해준다.

3. 몸속을 정화한다.

밀싹에 들어 있는 풍부한 엽력소가 해독작용을 담당하는 간과 장을 정화, 세정하는 역할을 한다. 또한 혈액에 산소를 공급하여 피를 맑게 한다.

4. 변비를 해소한다.

밀싹은 식이섬유가 풍부하여 변비를 해소하는 데 도움이 된다.

활용 방법

• 밀싹 키우기

1. 낮은 모판에 흙을 70~80% 정도 깐다.
2. 6시간 정도 불린 밀 씨를 촘촘하게 뿌린다.
3. 3일 후, 발아하게 되는데 그 전까지는 물을 충분히 준다.
4. 발아 후에는 물을 분무기를 이용해 조금씩 자주 준다.
4. 밀싹이 15cm 정도 자랐을 때 (약 2주 후) 1cm를 남겨두고 자른다.
6. 분무기로 자주 물을 주며 계속 자라게 한다.

• 밀싹 생녹즙

1. 밀싹을 녹즙기를 이용해 즙을 내어 마신다.

2. 당근, 미나리, 제철 과일 등과 함께 500cc 정도 마신다.

*사과 같은 산성 과일은 피하는 것이 좋다.

● **밀싹의 짝꿍 음식**

콩: 밀싹에 부족한 단백질을 콩이 보충해준다.

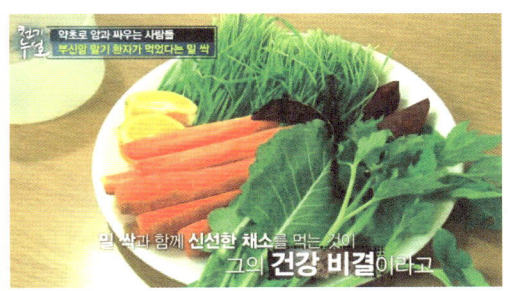 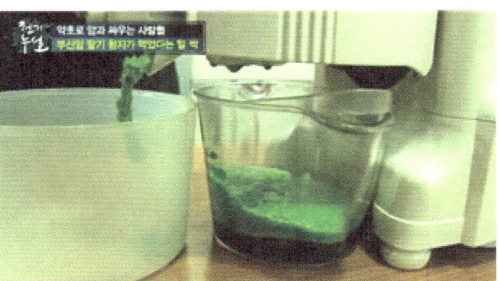

토룡(지렁이)

보양식의 감춰진 효능_신장염

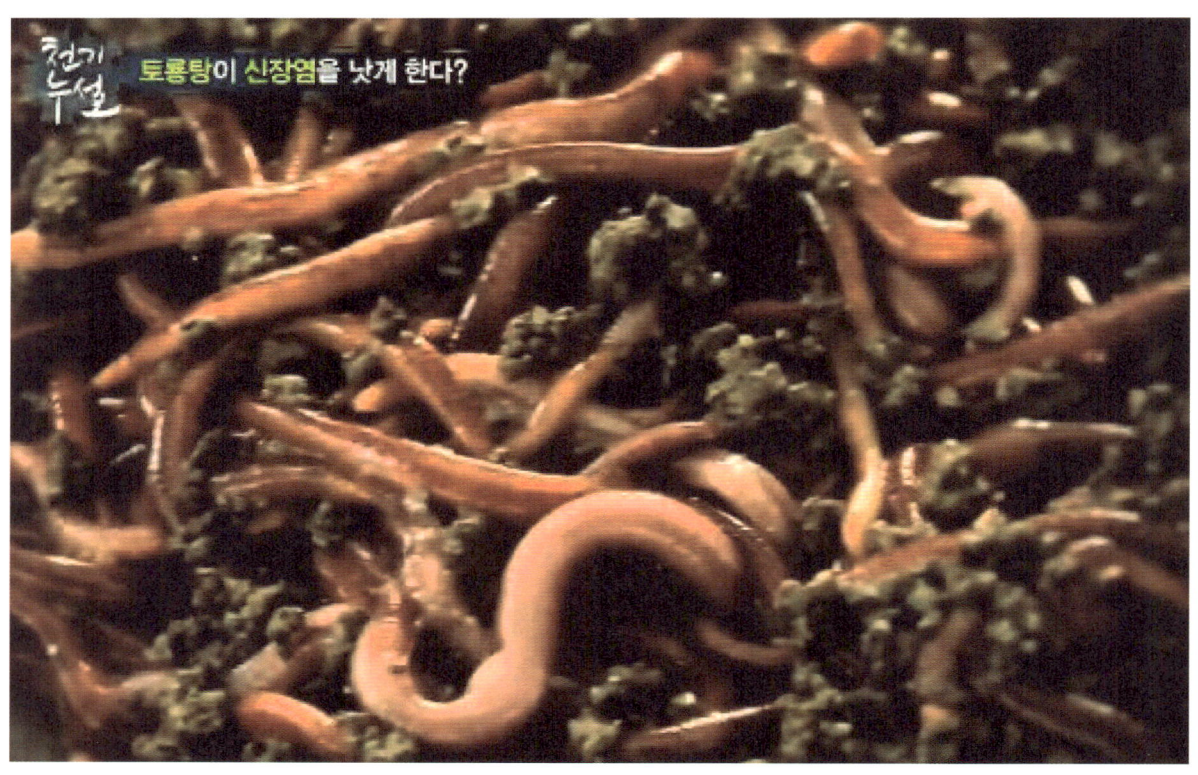

땅에서 나는 용이라 하여 붙여진 이름이다. 토룡은 지렁이이다. 미국 FDA에서 건강식품으로 허가한 지렁이를 말려 각종 한약재와 함께 우려낸 것이 토룡탕이다.

약효

지렁이는 성질이 차갑고 맛이 짜고 독이 없다. 뭉친 곳을 풀어주거나 소변을 잘 나오게 하고 특히 해열에 좋다. 〈동의보감〉

효능

1. **이수배뇨 작용이 탁월하다.**

   신장염을 앓거나 신장병을 장기간 겪는 사람들에게는 영양을 공급하면서 독을 빼주는 두 가지 효과를 보인다.

2. **항혈전 효과가 있다.**

   지렁이 체내에서 추출한 효소에는 혈전을 용해하는 요소가 함유되어 있으며 뇌경색으로 인한 죽은 뇌세포를 회복시킨다.

3. **우수한 항산화 작용을 한다.**

셀레늄, 산소활성제인 크로늄, 게르마늄 등이 함유되어 있어 신체 산화 작용을 막고 강장 작용을 돕는다.

4. 성장기 어린이들에게 좋다.

토룡 말린 것에는 칼슘, 철분 등이 다량 함유되어 있어 어린이 성장 촉진에 도움을 준다.

활용 방법

- **지렁이 가루 만들기**

1. 흙 속에 지렁이를 12~20시간 동안 놔두면 분변토를 배설해 찌꺼기를 배출한다. 신문지를 이용해 남아있는 찌꺼기를 제거하고 물로 여러 번 헹군다.
2. 물과 소주를 1:1 비율로 넣어 마지막으로 헹군다.
3. 깨끗하게 손질한 지렁이를 찜통에 넣어 수증기로 5분간 찐다.
4. 찜기에서 꺼낸 다음 일주일간 햇빛에 말린 후 곱게 갈면 완성이다.

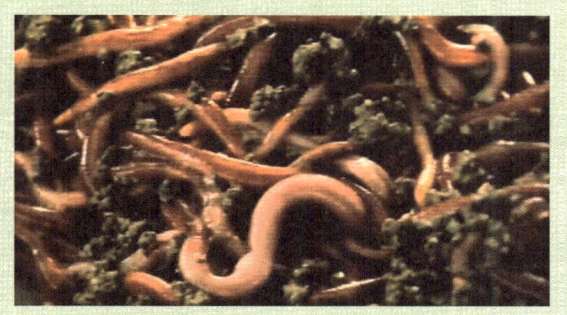

숯가루

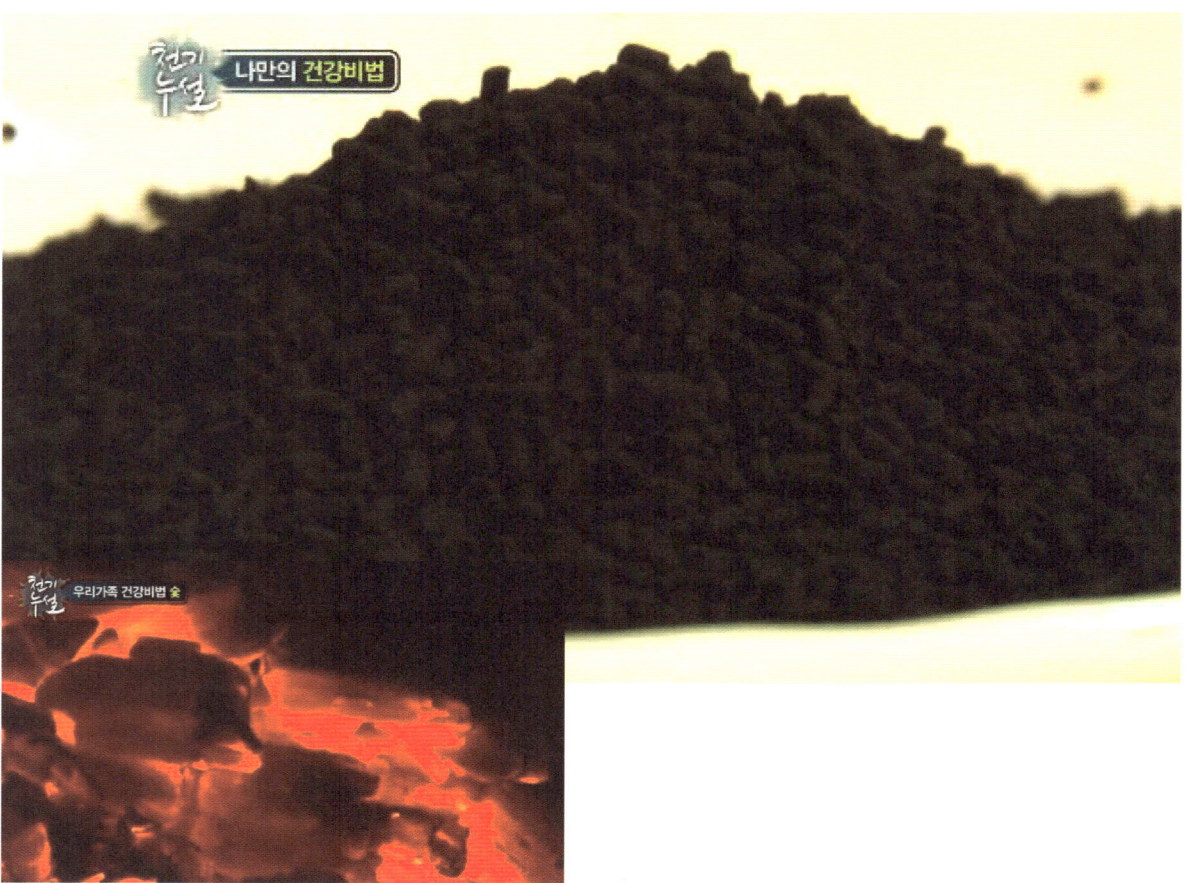

숯은 탄소와 회분으로 구성되어 있다. 숯에 있는 구멍들은 외부의 물질을 빨아들이고 내뱉는데, 이 원리를 이용해 제습 및 탈취, 공기 정화용으로 실생활에 다양하게 사용되고 있다.

숯가루는 무취, 무미, 무해하며 특별한 약성분을 가지고 있기보다는 뛰어난 흡착성을 활용한다고 봐야 한다. 숯가루의 복용이 직접적인 의학적 성과로 이어졌다 간주하기는 어렵기 때문에 전문가와의 상담에 의한 치료와 병행하는 것이 좋다.

효능

1. 해독 및 정화 작용이 탁월하다.

숯은 오래전부터 독성 물질을 효과적으로 흡수해 해독제로 사용되어 왔다. 배에 찬 가스를 빼거나 혈액 속의 독소를 빨아들인다.

2. 간 기능을 개선한다.

간 기능을 원활하게 하여 간염, 간경변, 황달 등에 효과적이다.

3. 지혈 및 진통에 효과적이다.

자궁 출혈, 위장 출혈, 국소 출혈 등 각종 출혈성 질환 치료에 효과가 있다.

🌿 활용 방법

- **주의사항**

  1. 숯가루를 그대로 먹을 경우에 기도로 들어가 어려움을 겪을 수 있으므로 물에 타서 마시거나 정제로 먹는 것을 권한다.
  2. 숯가루를 물에 개어 피부에 바를 경우 물이 들 수 있으므로 거즈 등과 함께 사용해야 한다.

- **숯가루 세안 및 목욕**

  미지근한 물에 숯가루를 적당량 풀어 사용하면 각질 제거 및 미백에 도움을 준다.

- **숯가루로 식재료 씻기**

  과일, 채소 등을 씻을 때 숯가루를 풀어 10분 정도 후에 세척한다.
  숯이 잔여 농약 성분을 빨아들인다.

- **숯가루 물**

  식후에 숯가루를 음용하면 영양소들이 함께 흡수될 수 있으므로 식전 최소 30분 이전에 복용하는 것이 좋다.
  숯 한 스푼을 한 컵의 물에 섞어 마신다. 올리브유를 약간 섞어 마셔도 좋다.

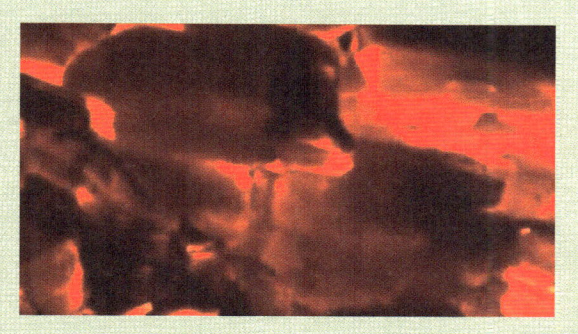

땅콩 새싹

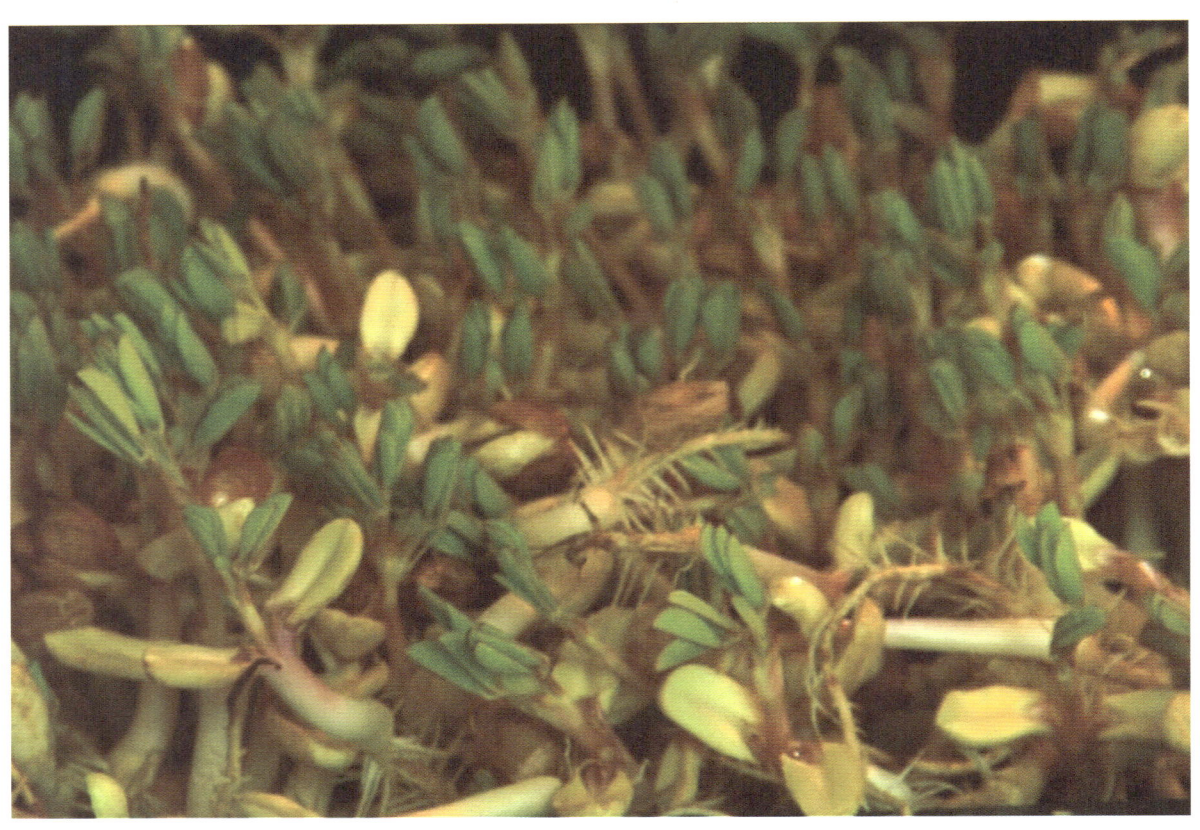

남미의 안데스지방을 원산으로 둔 땅콩은 지방, 단백질, 미네랄 등이 풍부한 식물이다. 이 땅콩을 발아시켜서 깨끗한 물로 수경 재배한 것을 땅콩 새싹이라 한다.

새싹으로 자라는 동안에 지방 및 칼로리가 낮아지고 영양소는 증가하게 된다. 땅콩 새싹은 26℃로 유지되는 암실에서 7일을 보내면 발아가 된다.

효능

1. 항산화 작용이 탁월하다.

레스베라트롤이란 성분이 우리 몸의 산화를 막아주어 항암 효과를 낸다. 특히 전립선염 예방에 도움이 되는 것으로 알려져 있다. *땅콩 새싹의 레스테라트롤이 포도에 비해 약 30배 이상 많다.

2. 숙취 해소에 좋다.

아스파라긴산 또한 다량 함유되어 있어 숙취 해소에 좋다.

3. 혈관 질환을 치료하는 데 도움이 된다.

몸에 좋은 불포화지방산을 많이 함유하고 있어 심혈관, 뇌혈관 질환 등을 막고 치료하는 데 좋다.

활용 방법

● **땅콩 새싹 차**

1. 땅콩 새싹을 깨끗하게 씻어 준비한다.

2. 준비한 땅콩 새싹을 찌고 말리는 과정을 약 2~3번 반복한다.

3. 말린 땅콩 새싹을 물과 함께 끓여 우린다.

*분말을 내어 끓이고 체에 걸러 마시는 것이 좋다.

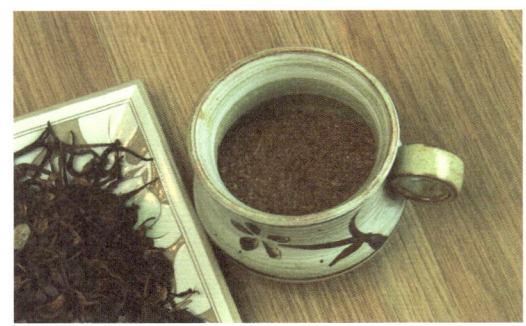 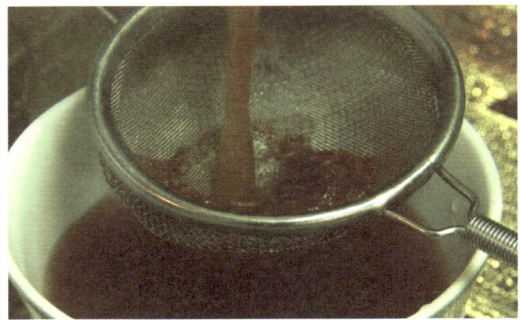

● **땅콩 새싹 샐러드**

1. 땅콩 새싹을 깨끗하게 씻어 준비한다.

2. 물을 끓인 후, 소금과 식초 약간, 적당량의 땅콩 새싹을 넣어 5분간 데친다. *소금과 식초가 비린 맛을 잡아준다.

3. 살짝 데친 땅콩 새싹에 여러 가지 채소나 제철 과일 등을 곁들여 샐러드로 먹는다.

땅콩 새싹

- 땅콩 새싹 밥

    1. 땅콩 새싹을 깨끗하게 씻어 쌀과 함께 밥을 짓는다.

    2. 양념간장을 곁들여 먹는다.

발효차

다양한 종류의 건강차_사구체신염

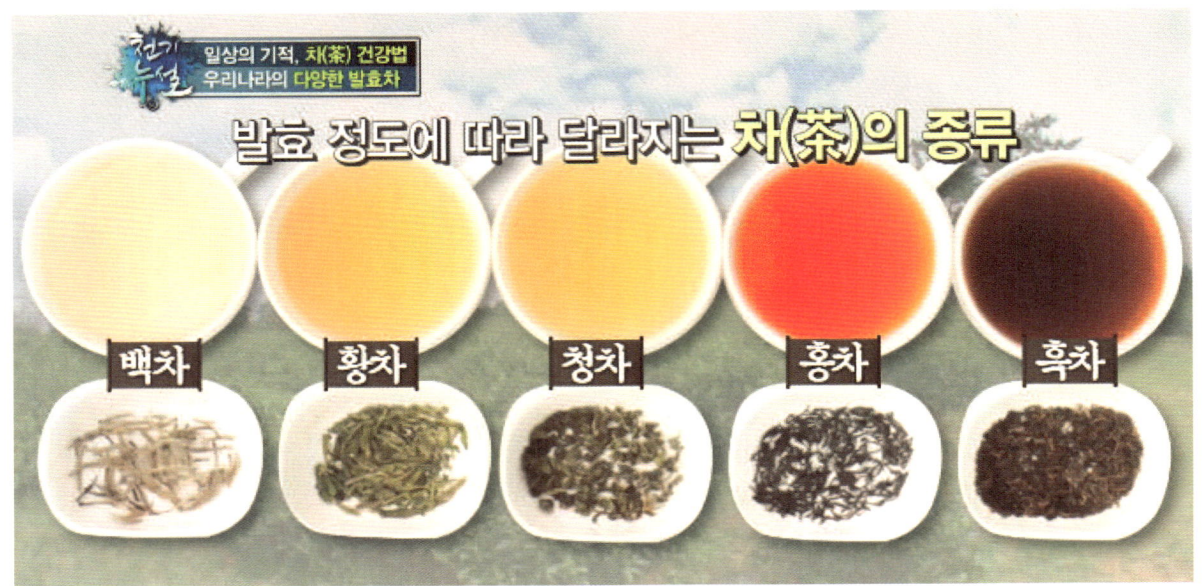

찻잎을 다양한 형태로 발효시켜 만드는 차로, 잎을 덖기 전에 발효시키는 것과 덖은 후에 발효하는 것 등 발효 방법과 발효 정도에 차이가 있다. 찻잎을 적당한 온도와 습도에서 산화시켜 차의 맛과 향, 색깔 등을 깊게 한다.

약효

홍차발효차에 들어있는 테아플라빈 성분은 암세포 억제와 당뇨병을 예방하는 효과가 있다. 〈출처: 영국 스코틀랜드 던디대학 연구 논문〉

발효차의 테아플라빈 성분은 콜레스테롤을 감소시켜 고지혈증에 도움을 준다. 〈출처: 미국 저널에 소개된 학술 논문〉

효능

1. 항산화 작용에 탁월하다.

찻잎은 발효 과정에서 테아플라빈과 테아루비딘이라는 항산화물질을 만들어낸다.

2. 신장 건강에 도움이 된다.

홍차발효차 속의 카테킨 성분이 신장의 손상을 예방 및 치료하고 콜레스테롤의 수치를 낮춰주어 사구체신염 등을 개선하는 데 도움이 된다.

활용 방법

• 주의 사항

사구치신염에 의해 콩팥 기능이 떨어진 경우, 발효차의 칼륨이 축적되면 부정맥이 발생할 수 있으므로 반드시 전문가와의 상담과 치료를 전제한다.

• 발효 찻잎 밥

발효 찻잎을 함께 넣어 밥을 지으면 발효차의 좋은 점을 그대로 섭취할 수 있다.

• 발효차 스팀 간단 찜질

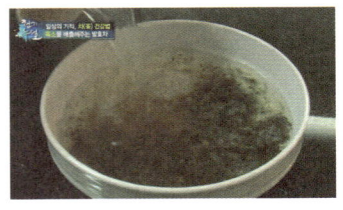 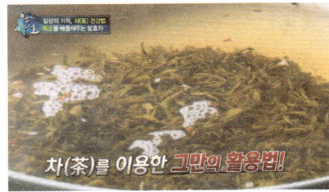 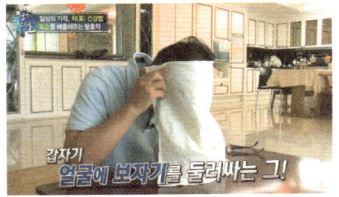

1. 잘 건조된 발효 찻잎을 크게 한 움큼 떠서 대야에 담는다.
2. 뜨거운 물을 넣어 우린다.

3. 뜨거운 스팀이 올라오는 대야에 얼굴을 대고 그 주변으로 수건이나 보자기를 두른다.

4. 적당한 시간 찜질을 하고 얼굴 남은 물기를 톡톡 두들겨 흡수시켜 준다. *차 속의 항산화 효과로 인해 피부 노화를 방지하고 감기를 예방할 수 있다.

녹차와 발효차 비교_찻잎 색깔

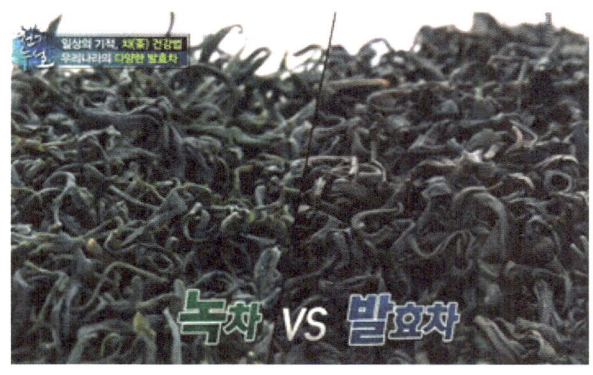

녹차와 발효차 비교_차 색깔

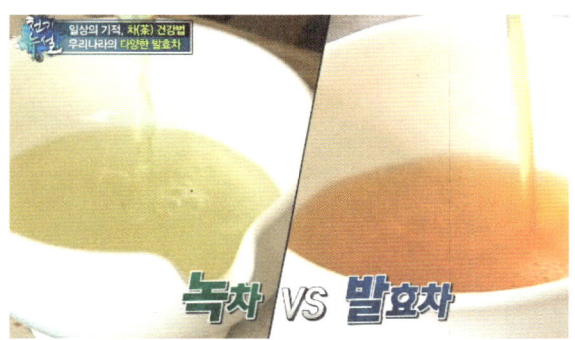

야관문주

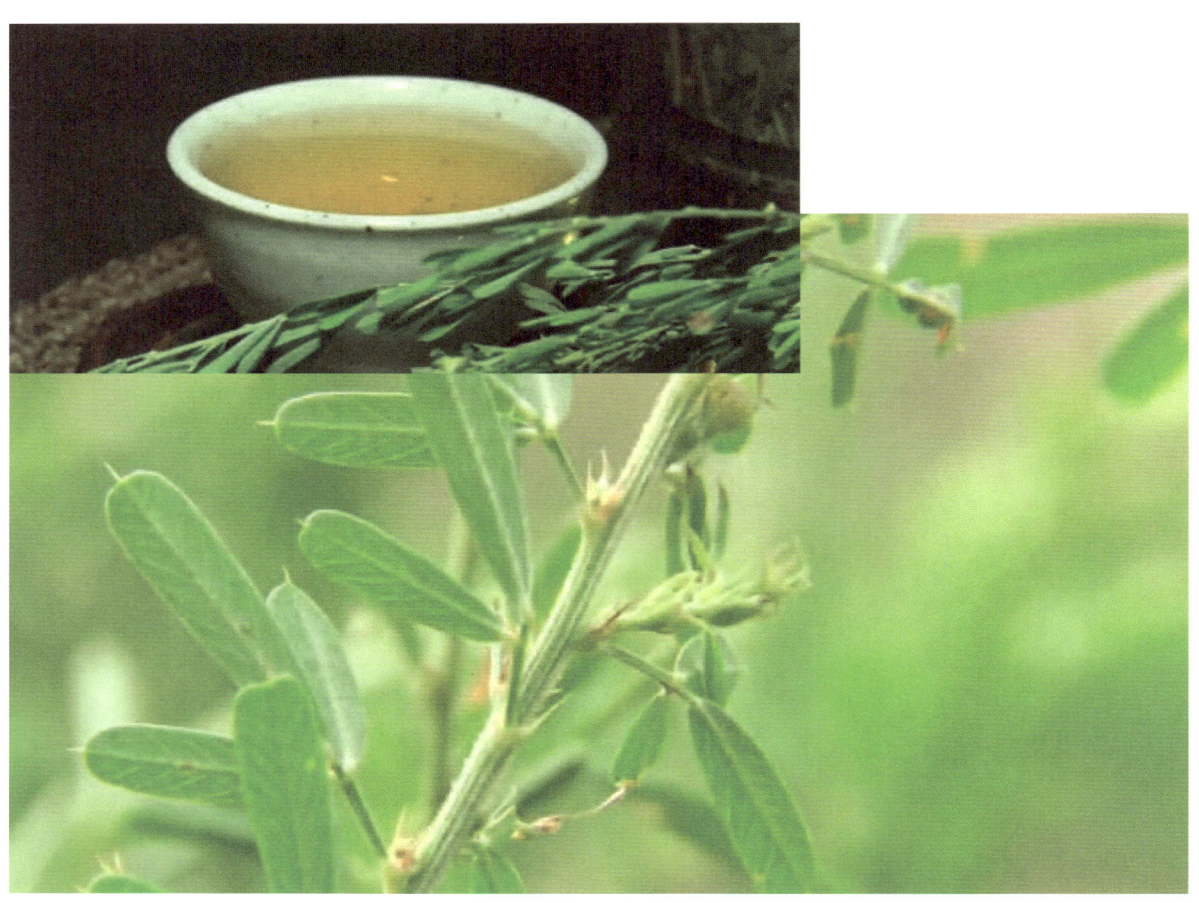

'밤의 문을 열어준다'는 뜻의 야관문. 예전에는 빗자루로 사용되어 '비수리'로 불리기도 했다. 산기슭과 그 아래에서 자라며 줄기는 곧고 가늘다. 작은 잎들이 3장씩 나오는데 뒷면에 털이 있다.

약효

남성의 정력을 좋게 해주고 원기를 회복시켜주는 좋은 약재이다. 또한 보폐음, 폐의 음을 보호하며 보익산신, 간과 신장의 기능을 활성화시켜준다. 〈동의보감〉

효능

1. **남성의 정력을 좋게 하고, 발기부전을 치료하는 데 도움이 된다.**

   야관문에 들어있는 플라보노이드, 폴리페놀, 탄닌 같은 성분들이 혈관 내 산화질소를 만들어내는데, 산화질소는 혈관을 확장시켜 음경해면체로 가는 혈관 또한 넓혀 정력을 북돋고 발기부전을 해결하는 데 도움이 된다.

활용 방법

● 주의사항

과도한 음주는 오히려 건강을 해칠 수 있음을 유의한다.

● 야관문주 담그는 법

*술을 담글 때는 줄기와 잎을 사용한다.

재료: 야관문, 담금주(30도 이상), 유리 용기

1. 흐르는 물에 야관문을 씻어 먼지와 불순물을 제거한다.

2. 잘 씻은 야관문을 2일 정도 자연 건조시킨다.

3. 건조한 야관문의 줄기와 잎을 통째로 잘라준다. *상황버섯 등을 함께 넣어
   도 좋다.

4. 유리 용기에 야관문을 채워 넣고 30도 이상의 담금주를 붓는다.

5. 약 3개월간 서늘한 곳에서 숙성시킨 후 먹는다.

● 참고사항

야관문주를 끓이게 되면 알코올의 성분은 거의 다 날아가고 열에 약한
비타민 등은 파괴되지만 열에 강하면서 항산화 효과를 가진 폴레페놀
의 양은 대폭 증가한다. 술을 끓여 따뜻하게 먹는 것도 좋다.

댑싸리와 야관문 비교

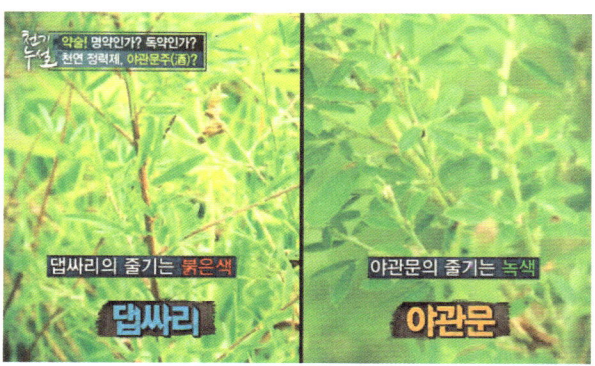

• 잡초 사이에서 자라나는 야관문을 구별하는 것은 쉽지 않다. 흔히 댑싸리와 헷갈리는데, 줄기의 색으로 구별할 수 있다. 댑싸리의 줄기는 붉은색이며 야관문의 줄기는 녹색이다.

복분자 효소액

건강의 열쇠, 효소 발효액의 비밀_전립선비대증

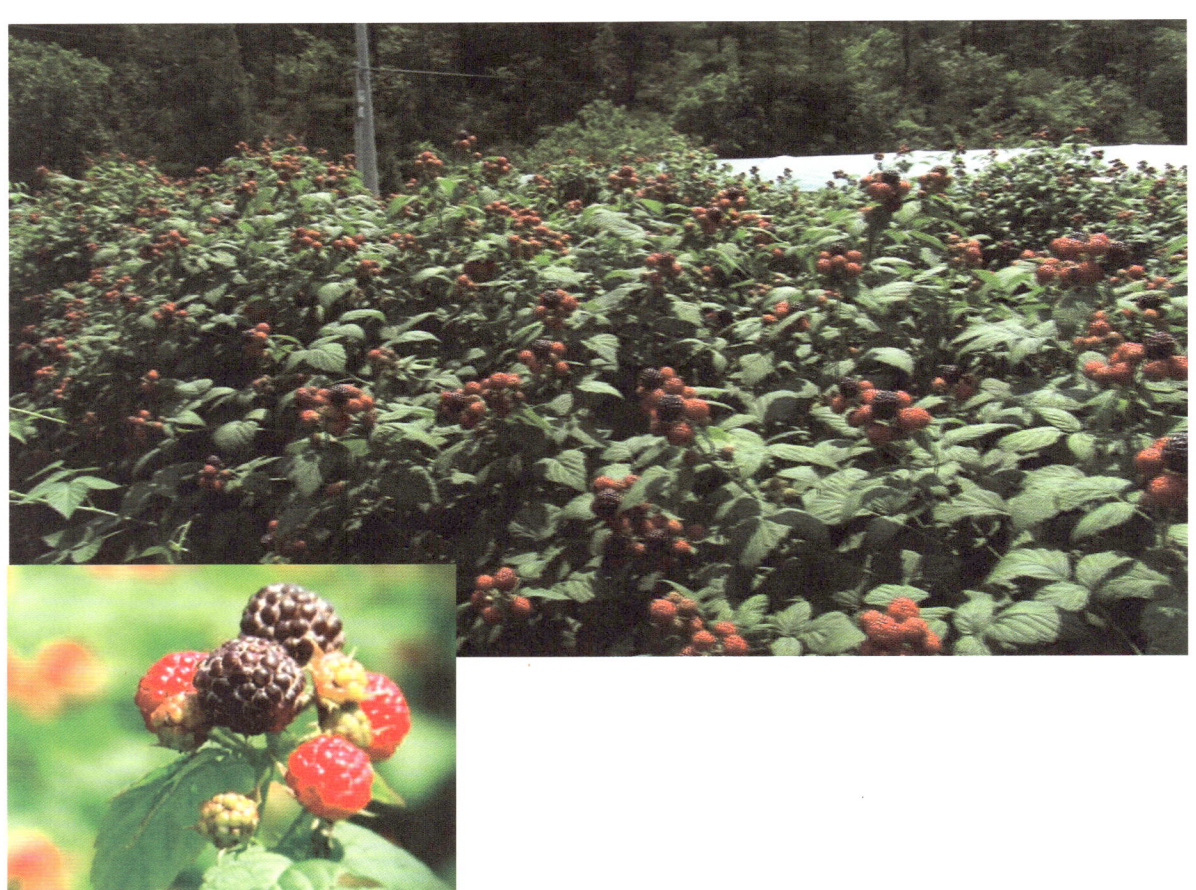

복분자는 장미과의 낙엽 관목으로 우리나라, 중국, 일본에서 주로 자란다. 이것을 먹으면 요강이 소변 줄기에 뒤집어진다 하여 붙여진 이름이다. 복분자는 작은 단과 여러 개가 모여 덩어리를 이룬 듯이 맺힌다.

약효

성질은 평하고 맛은 달면서 시며, 독은 없다. 남자의 신장의 기가 허하고 정이 고갈된 것과 여자가 임신하지 못하는 것을 치료한다. 또한 남자의 음위증을 낫게 하여 음경을 단단하고 길게 해주며, 간을 보하여 눈을 밝게 하고, 기운을 도와 몸을 가볍게 만들며 머리털이 희어지지 않게 한다.

〈동의보감〉

효능

1. 남성과 여성의 성기능 개선에 도움을 준다.

호르몬 생성을 활발하게 할 뿐 아니라 특히 전립선 비대염으로 인한 배뇨장애를 해결해준다.

2. 피부 미용에 좋다.

칼로리가 낮아 다이어트에 효과적이고 비타민C가 아주 풍부하게 들어 있어 피부 미용에 좋다.

3. 눈을 건강하게 한다.
복분자의 비타민A가 시력 등을 개선한다.

4. 항산화 작용이 탁월하다.
복분자에 들어있는 안토시아닌이 항산화 작용을 하여 머리카락이 희어지는 등의 노화를 막아주며, 고혈압 등의 혈관 질환을 예방한다.

활용 방법

- 주의사항

복분자는 따뜻한 성질을 지니고 있기 때문에 신장이 약하거나 몸에 열이 많은 사람들은 장기복용을 피하는 것이 좋다.

- 복분자 발효액

재료: 복분자, 설탕, 항아리

1. 복분자를 씻지 않고 설탕이 녹을 만큼 버무려준다. 복분자와 설탕의 양은 1:1이다. *물이 닿지 않는 것이 복분자의 효능을 극대화할 수 있다.

2. 항아리에 넣고 25일간 발효시킨 후 건더기를 거른다.

3. 냉장 보관하여 물과 희석하여 마신다.

4. 건더기는 빵에 발라 먹는다.

● 복분자와 어울리는 음식

장어: 복분자를 장어와 함께 먹으면 비타민A의 작용을 더욱 활발하게
한다.

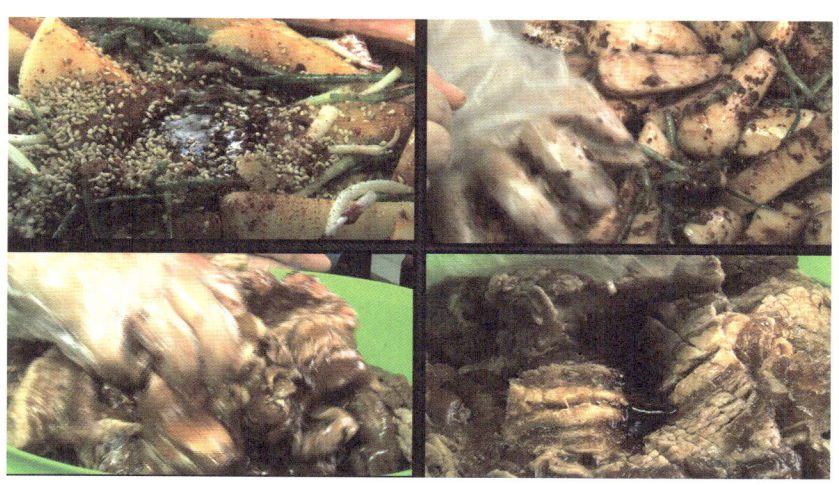

복분자 효소 활용 요리

금전초

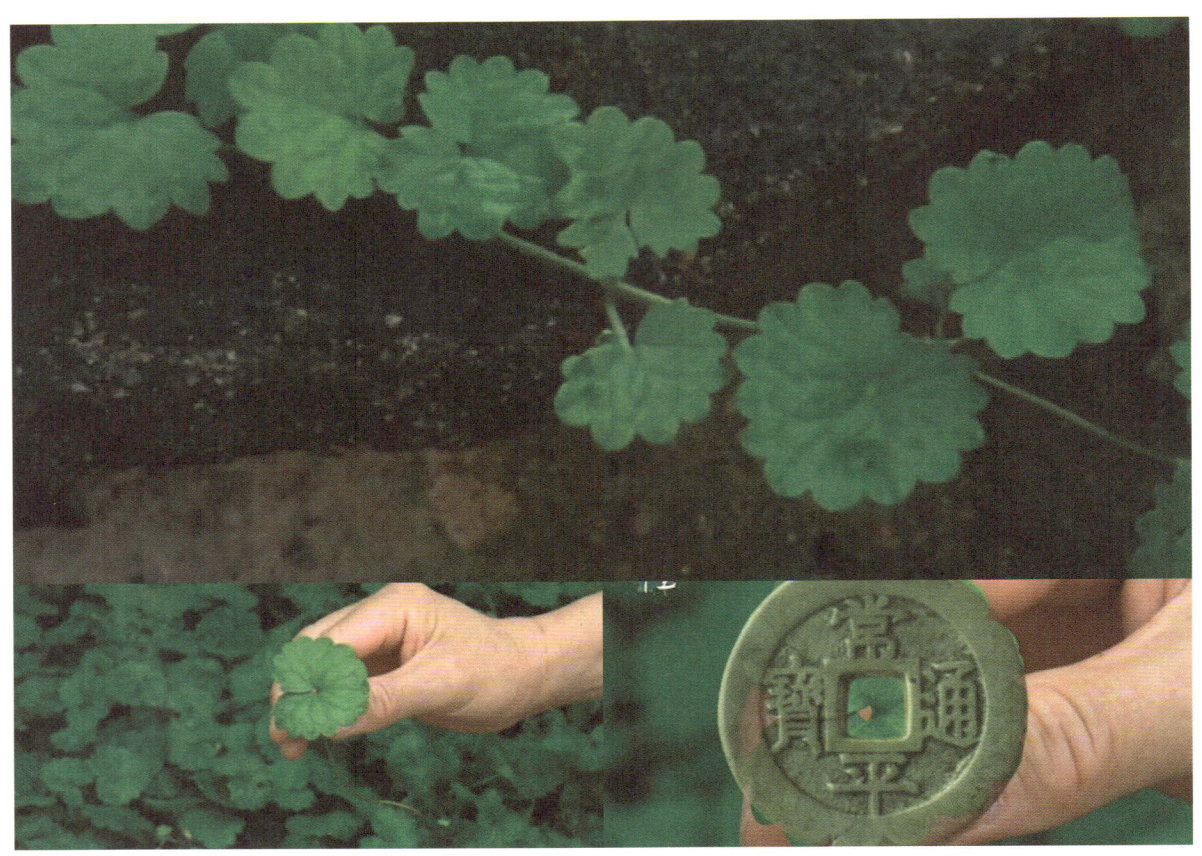

생김새는 엉켜 뭉쳐져 있고 털이 없거나 혹은 부드러운 털이 성글게 덮여 있다. 잎은 마주 나고 대부분 주름져 있는데 펼치면 심장모양으로 잎자루 부분은 약간 움푹하고 가장자리가 밋밋하다. 꽃은 황색이고 잎겨드랑이에 생기며 긴 잎자루가 있고 삭과는 구형이다. 쑥보다 향이 더욱 진해, 쑥 향 허브라고 불리기도 한다.

금전초에 얽힌 이야기

옛날 어느 마을에 남편이 담석으로 죽은 부인이 살고 있었다. 이 부인은 남편을 잊지 못해 항상 주머니에 남편 몸에서 나온 담석을 차고 다녔다. 어느 날 땔감을 하러 산에 오른 부인이 여러 풀을 베고 내려와 보니 허리춤에 차고 있던 주머니의 담석이 반으로 줄어 있었다. 이를 의아하게 여겨 의원에게 물었다. 그리고 베어 내려온 풀 중 한 약초를 찾아냈다. 그것이 금전초인데, 이후 의원은 금전초로 담석증을 치료하여 효과를 내었다. 약초 모양이 '동전과 매우 비슷하다'해서 '금전초金錢草'라 불렀다고 전해진다.

약효

이 약은 냄새가 약간 있고, 맛은 달고 짜며 성질은 약간 차다. 결석 용해 실험에서 금전초가 수산결석 용해에 효과가 있다. 〈출처: 동의생리병리학회지〉

효능

1. 해열 작용을 한다.

2. 소염과 진통에 탁월하다.
   금전초에는 소염과 진통에 효과적인 생리활성물질이 다량 함유되어 있다.

3. 기침을 멈추고 가래를 삭혀준다.
   기관지 천식, 만성 기관지염에 효과적이다.

4. 부종과 습진을 해소하는 데 좋다.

활용 방법

● **건조된 금전초**

    1. 채집한 금전초를 깨끗하게 씻어 햇볕에 바싹 말린다.

    2. 가루를 내어 다양한 요리에 향신료로 사용한다.

● **금전초 물 끓이기**

    준비: 물 1L, 금전초 건초 10g

    1. 바싹 말린 금전초를 물에 넣고 20~30분 정도 우린다.

    2. 차갑게 식혀 수시로 마셔도 좋다.

● **금전초 오리 백숙**

    1. 오리를 깨끗하게 손질한다.

    2. 솥에 물을 붓고 오리, 황기, 밤, 인삼, 대추 등과 말린 금전초를 거름망에 넣고 함께 끓인다.

    3. 건더기는 건져내어 먹는다.

    4. 육수에 불린 찹쌀과 얇게 저민 대추와 밤을 넣고 푹푹 끓여 죽을 만들어 먹는다.

● **생으로 먹기**

    다양한 쌈채소와 함께 먹는다.

• 금전초 나물

갖은 양념과 적당한 크기로 썰은 금전초를 버무려 나물로 먹는다.

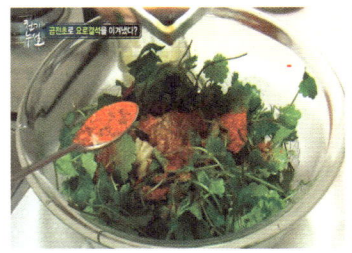

금전초 나물

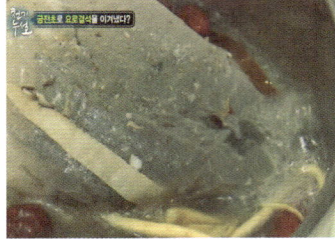

금전초 오리백숙

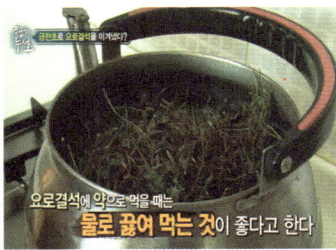

금전초 물 끓이기

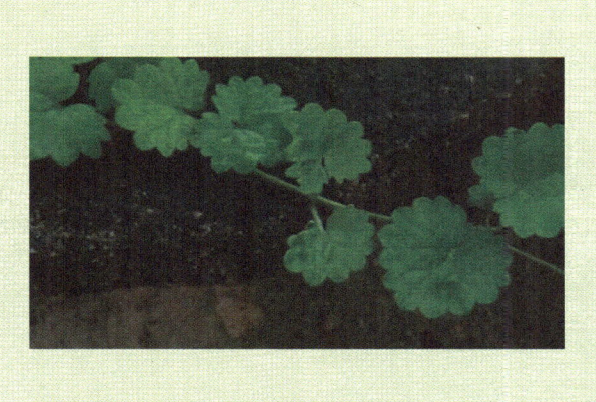

해독주스

쉬운 재료로 만드는 해독 건강법_불임

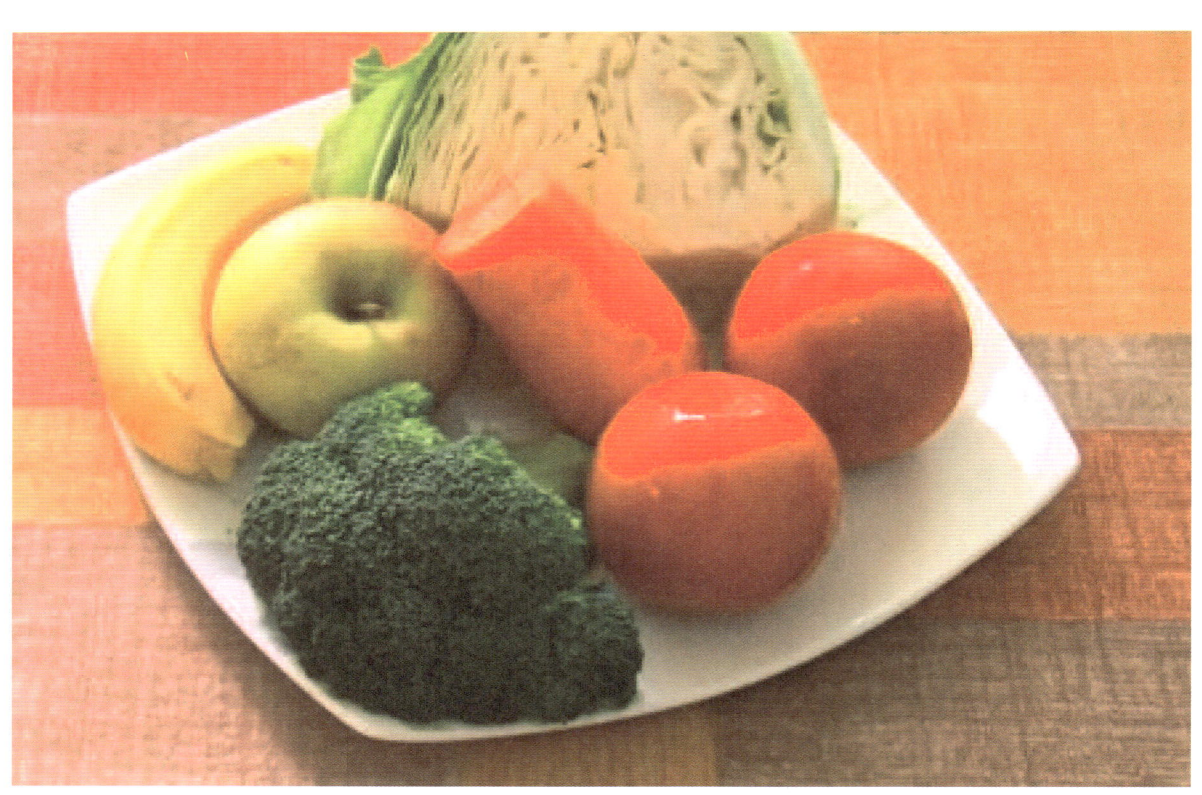

토마토, 당근, 브로콜리, 사과, 바나나, 양배추. 주변에서 쉽게 구할 수 있는 재료들을 갈아 만든 주스로 식이섬유와 베타카로틴, 비타민C, 피토케미컬 등의 항산화 성분 및 유기산이 풍부하게 들어 있다. 채소나 과일을 끓이게 되면 비타민이 파괴되지만 사실 생 채소를 먹으면 각자 소화 능력에 따른 흡수력의 차이로 인해 약 95%까지도 그대로 빠져나갈 수 있다. 게다가 채소나 과일을 삶거나 끓이면 항산화물질들이 더 많이 생겨나 인체에 유익하다.

효능

1. 불임을 개선하는 데 도움이 된다.

해독주스로 인한 포만감이 식생활에 영향을 주어 체중 감량으로 이어질 경우 난임의 원인 중 하나인 호르몬 레벨이 평균화 되어 규칙적 월경 및 배란이 이뤄져 임신의 확률이 높아질 수 있다.

2. 다이어트에 효과적이다.

체중감량뿐 아니라 식이섬유로 인한 변비 예방 및 치료에 탁월하며 건강한 위장을 만들어준다.

3. 성인병 예방 및 치료에 좋다.

고혈압, 고지혈증, 동맥경화 등 혈관계 질환을 개선하고 항암 효과가 있다.

활용 방법

- **해독 주스 만들기**

  재료: 토마토, 당근, 브로콜리, 양배추 25g씩, 사과와 바나나 50g씩.

  1. 모든 재료를 깨끗하게 씻어 적당한 크기로 자른다. 과일을 제외한 4개의 채소(토마토, 당근, 브로콜리, 양배추)는 1:1 비율로 준비한다.

  2. 채소만 넣고 물을 부어 10분 정도 뭉근하게 끓여준다.

  3. 삶은 채소는 물기를 빼고 사과, 바나나와 함께 믹서에 갈아 준다.

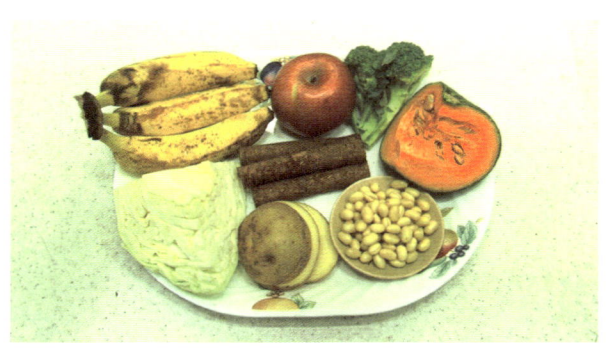

● 해독주스를 먹을 때

사과와 바나나는 끓이지 않고 주스를 마시기 전에 생으로 먹어도 되지만 채소와 함께 갈아 먹으면 단맛과 향이 함께 우러나와 좀 더 먹기 수월하다. 식전에 먹으면 포만감을 느끼게 되며 식사량이 줄어 다이어트 효과를 얻을 수 있다.

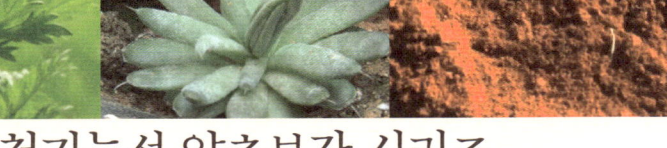
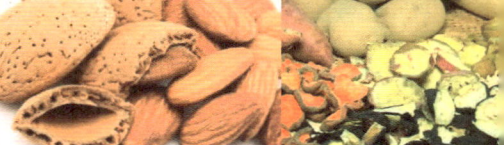

천기누설 약초보감 시리즈
1권·간 질환

간암

37회 흰 민들레 뿌리
민들레 잎과 줄기에 실리마린이라는 성분이 있어 특히 간의 세포를 건강하게 지키고 항암 작용을 한다.

66회 흑마늘
항암 효과가 있다. 흑마늘에 들어있는 유기성 게르마늄, 셀레늄이 암 세포의 번식을 막아 암을 예방하고 치료하는 데 도움이 된다.

간경화

36회 복령
폐위로 담이 막힌 것을 다스리고 이뇨 작용, 진정 작용, 심장 수축 강화 작용이 있다.

40회 엄나무 기름
허리와 다리를 쓰지 못하고 마비되는 것을 예방하고 이질이나 옴, 버짐, 눈에 핏발 서는 것 등을 치료하며 중풍을 없앤다.

75회 헛개나무
폴리사카라이드라는 다당체가 알코올이 대사되는 과정에서 우리 몸에 해를 끼치는 아세트알데하이드나 간염에서 주는 독성물질 등을 제거하는 데 아주 좋다. 간 기능 저하, 간염, 간 경변까지 예방하며 치료하는 데 도움이 된다.

간경변

71회 토마토 김치
토마토의 리코펜 성분이 강력한 항산화 작용을 해 체내의 독성 및 활성산 소를 제거하여 항암 작용에 도움을 준다.

73회 표고버섯
표고버섯은 햇볕 속에 있는 자외선과 접촉했을 때, 에르고스테롤이나 콜레스테롤을 비타민D와 비타민 D3로 전환한다. 이는 골연화증을 예방하고 신체 기관이 제 기능할 수 있도록 돕는다.

지방간

62회 무당거미 효소
아라자임이 손상된 간세포의 괴사를 막고 노화가 되면서 줄어드는 SMP30 단백질의 발현을 증가시켜 간세포의 손상을 억제한다.

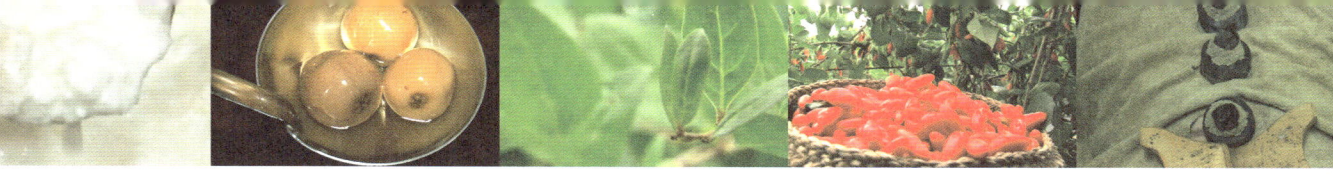

70회 칡 뿌리	카테킨이 강력한 항산화제 역할을 하여 혈중 콜레스테롤을 낮추고 아세트 알데하이드의 분해에도 작용하여 알코올로 인한 간의 독을 해소한다.
61회 흰 봉선화	해독 및 해소 작용이 있다. 적취, 어혈을 풀고, 순환이 원활하지 않아 생기는 나쁜 혈액 등을 해독하는 데 효과가 있다.

간담석

76회 발효액과 올리브유	올리브유에 함두된 스쿠알렌, 식물성스테롤, 토코페롤은 우리 몸에서 항산화, 면역 기능 증강, 항균 작용을 하여 혈액이나 장기에 쌓여있는 노폐물을 해독시켜 준다.

간염

70회 볶은 곡식	곡물에는 에너지의 기본이 되는 탄수화물과 대사에 필수적인 비타민B가 함유되어 있으며 특히 간세포 활성화에 도움이 되는 셀레늄(항산화제)이 들어있어 간 기능을 유지하는 데 매우 효과적이다.

담도 결석

50회 잔나비 불로초버섯	잔나비불로초버섯의 베타글루칸 성분은 체내 면역력을 높여 항암 작용을 돕는다.

간 건강

31회 굼벵이	고단백 식품인 굼벵이는 간의 기능을 강화시켜 체내 독을 배출하는 데 효과 적이다. 또한 활성산소를 배출시키고 어혈을 제거하여 뇌혈관 질환, 중풍, 심장병 등을 예방한다.
57회 재첩	재첩의 타우린, 비타민, 무기질 등이 간의 해독 기능을 향상시키며 음주 시, 혈중 알코올의 농도를 낮추는 역할을 한다.

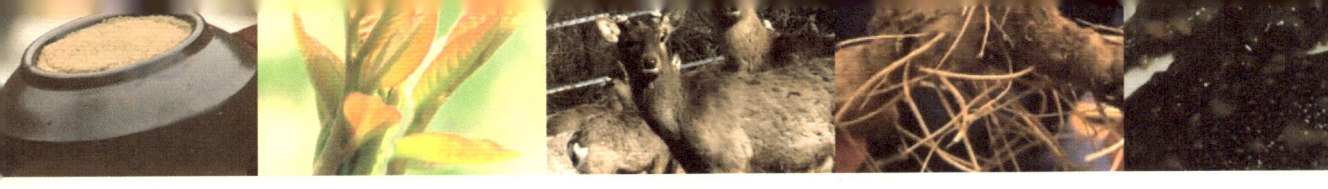

2권 · 장 질환

대장암

42회 개똥쑥	항암 효과가 매우 뛰어나다. 미국 워싱턴대학 연구팀은 기존 항암제에 약 1,200배에 해당하는 효능이 있다는 연구 결과를 발표했다.
51회 바위솔(와송)	면역력을 증진시키고, 암세포의 발생 및 전이를 방지한다. 와송의 특수 에탄올 성분이 각종 염증 질환을 완화시키는 데 도움이 된다.
53회 부처손	치질로 인한 출혈, 혈변, 혈뇨 등의 증상을 완화시킨다. 인후암, 폐암, 자궁경부암 등에 효과를 보인다.
59회 무화과	소화를 돕는 피신과 섬유질이 풍부해 장의 운동을 활발하게 하여 장을 튼튼하게 한다. 무화과의 벤즈알데히드에는 대장암을 유발하는 암세포의 생성을 억제하는 효과가 있다.
68회 가지	가지의 식이섬유가 변비 등의 질환을 개선해줄 뿐 아니라 장내의 노폐물을 배출시켜 그 기능을 강화시킨다.
68회 청국장	대두의 이소플라본이라는 물질이 청국장 형태에서 더욱 풍부해져 더욱 큰 항암 효과를 낸다.
70회 견과류	견과류에는 암세포 성장을 느리게 하는 토코페롤과 파이토스테롤 등이 풍부하다.
74회 구기자	비타민C가 풍부하여 면역력 강화 및 피로 회복에 효능이 있다. 구기자의 베타인은 간 해독 기능을 향상시킨다.

직장암

51회 삼백초와 짚신나물	삼백초와 짚신나물을 함께 먹을 경우 그 효과가 더 커질 수 있고, 항산화 작용을 통해 암세포의 성장을 억제한다.
55회 비파주	비파 열매는 정상세포에는 영향을 주지 않고 암세포만 파괴하는 항암 효과가 있다고 한다. 또한 비파의 잎에는 아망다린이라는 성분이 함유되어 있어 이뇨 작용과 피로회복에 도움이 된다.
61회 쥐눈이콩	이소플라본이 항산화, 항염증 작용을 하여 암세포의 성장을 저해하고, 여성 호르몬에 관여하여 여성 호르몬과 관련한 암 질환을 예방하고 치료하는 데 좋다.

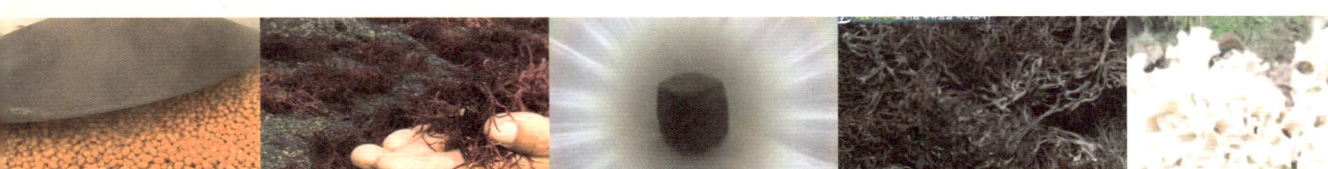

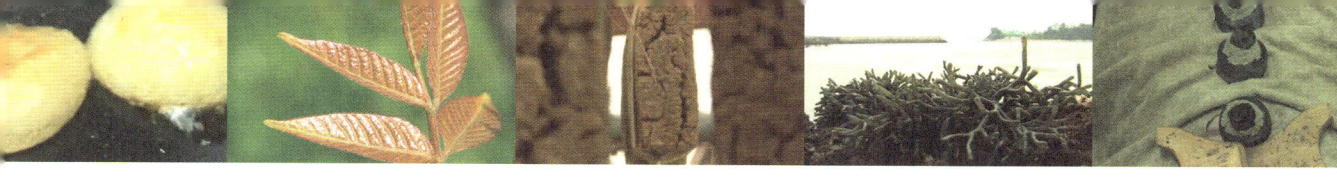

64회 당귀 잎	성질이 따뜻하여 혈액 생성을 촉진하는 보혈제의 역할을 하며 비타민 B12를 비롯해 엽산류 등을 다량 함유하고 있어 빈혈을 예방한다.
64회 아마 씨앗	아마 씨 껍질에 들어있는 식이섬유소인 리그난과 아마 씨 기름에 들어있는 필수지방산인 알파리놀렌산이 각종 암을 예방한다.
79회 쑥뜸	오래된 쑥은 오장육부를 편안하게 하고 기력을 북돋아 준다. 특히 따뜻한 성질의 약쑥을 햇볕에 말려 보관하면 그 따뜻한 성질이 오래간다.

췌장암

| 73회 말린 채소 | 말린 음식은 건조를 통해 장기 보관이 될 뿐 아니라 소화가 적은 양으로도 쉬우며, 비타민,열량, 미네랄 등 각각의 영양소를 보다 더 농축된 형태로 섭취할 수 있어 환자들의 회복을 돕는 데 매우 효과적이다. |

대장 선종

| 70회 우엉 | 항암 효과가 뛰어나다. 우엉의 껍질에는 인삼의 주성분으로 알려진 사포닌이 함유되어 있다. |

과민성 대장증후군

| 21회 지장수 | 황토로 만든 물로 냉증, 신경통, 관절염 등에 효과가 있다. 황토 속의 칼륨, 마그네슘 등이 몸의 붓기를 가라앉히고, 혈액 순환을 돕는다. |

변비

| 45회 티베트 버섯 | 변비를 예방 및 치료한다. 티베트 버섯의 유익한 유산균들이 장내의 미생물 들의 균형을 이루게 하고 장 점막의 면역 기능을 활성화 시켜준다. |

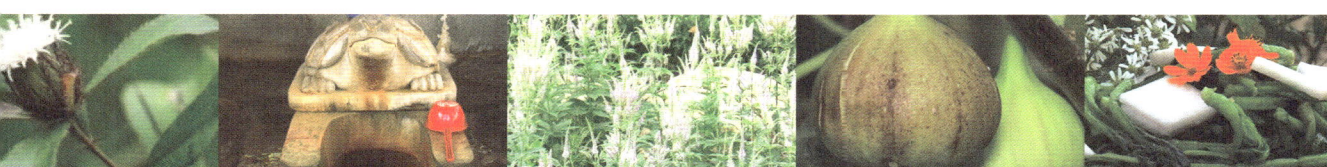

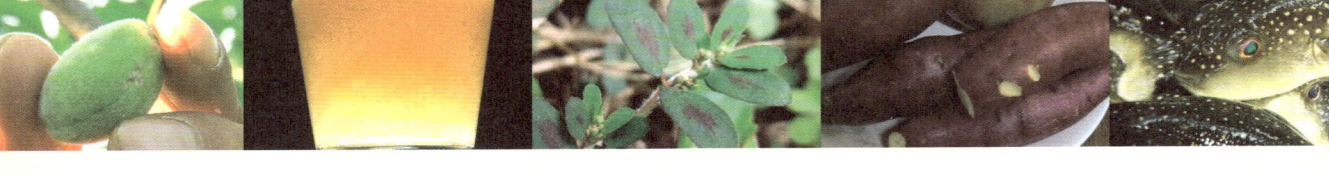

3권 · 위장 질환

위암

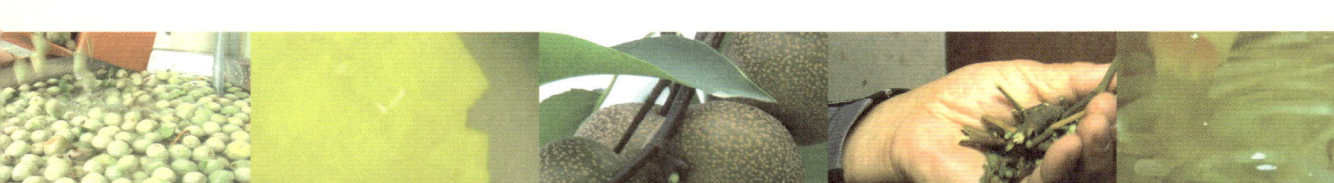

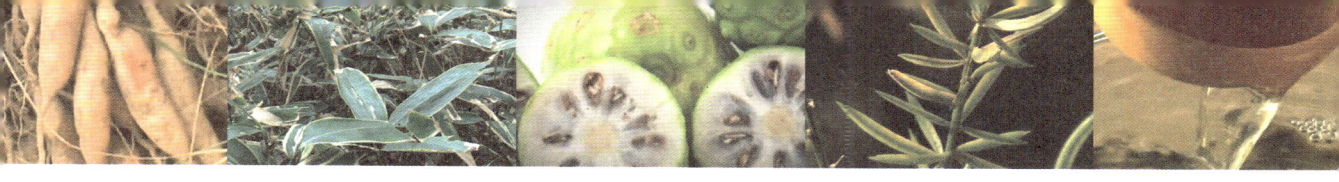

위선종

49회 옻순   옻은 어혈을 풀어주고 장에 좋다.

위염

46회 삽주   소화 기능을 튼튼하게 한다. 삽주의 따뜻한 성질이 약한 우 장을 보호하고, 위염 같은 각종 위 관련 질환을 개선하는 데 좋다.

위장병

17회 달기약수   철분, 칼슘, 마그네슘 등 각종 미네랄 성분이 다량 함유되어 있는 것으로 밝혀졌다.

위경련

61회 냉초   찬 성질의 냉초는 몸 속, 특히 위장의 열을 내리고 해독하는 효능이 있어 위염, 위궤양, 위경련 등을 완화시키는 데 도움이 된다.

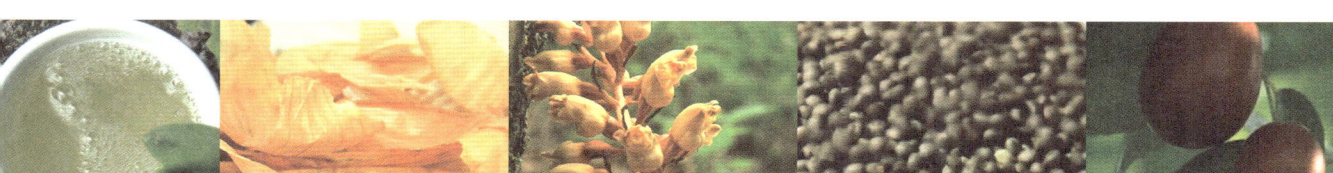

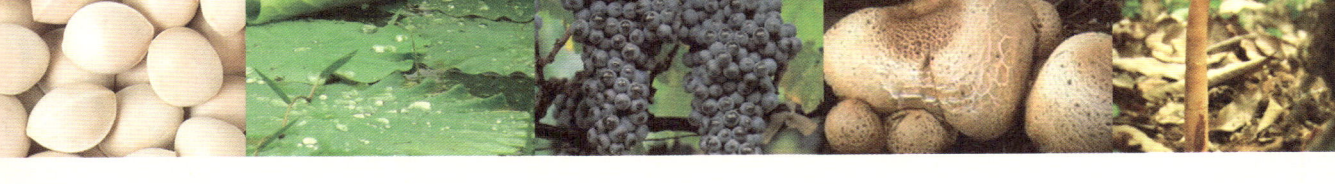

4권·폐 & 이비인후과 질환

· 폐 질환

폐암

29회 유황 건강법	몸에 열을 내고 오래된 체증과 냉벽(冷癖) 등을 다스리는 효능이 있다.
29회 마늘	마늘의 유기성 게르마늄과 셀레늄은 암 세포의 증식을 억제하고 암을 예방하는 데 매우 효과적이다.
42회 겨우살이	암세포를 죽일 만큼 항암 효과가 있고, 독일 같은 경우는 종양 치료보조제로 많이 사용되고 있다.
42회 비단풀	암세포 성장 억제효과 및 해독작용이 있다.
55회 개복숭아	기관지 질환 치료에 도움이 되고, 씨앗의 아미그달린 성분 자체는 기관지의 기능을 강화시키고 기침을 멈추게 한다.
55회 졸복	복어는 허한 것을 보하고 몸의 탁한 습기를 제거해 허리와 다리를 편하게 하며 치질을 없애고 살충을 하는 효과가 있다.
65회 돌배	돌배의 폴리페놀 성분은 체내의 유해산소와 과산화물질 및 공해물질의 활성 억제와 항알레르기 작용을 하여 기침, 천식 치료에 탁월한 효과를 갖고 있다.
70회 고구마	고구마에 베타카로틴이라는 성분이 체내의 활성산소를 없애는 데 효과적 인데 이는 세포를 건강하게 한다.

· 이비인후과 질환

인두암

31회 현미식초	식초를 섭취하면 피로를 푸는 효과를 볼 수 있다.
48회 봉독	봉독에는 아파민, 멜리틴 등 40여 가지의 인체에 유익한 성분이 함유되어 있다.

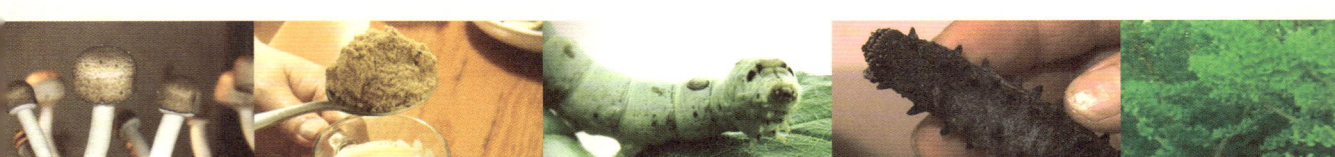

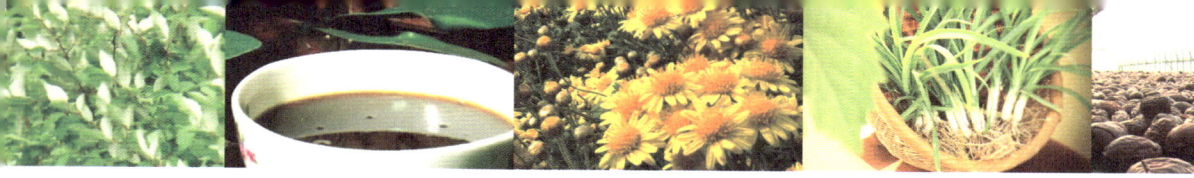

비염

40회 오일풀링　지용성 독소는 지방세포와 결합이 되어 배출의 어려움이 있는데 오일풀링 시 구강 점막 및 장 점막을 통한 배출이 가능하다.

47회 유근피와 죽염　위와 장의 열을 내리게 하고 각종 장 질환에 효과적이며 각종 종기나 종창을 삭히는 데 탁월하다.

중이염

47회 석창포　귀와 눈을 밝게 하며 건망증을 치료한다.

기침

38회 곰보배추　항히스타민 작용을 하여 기관지, 천식, 인후의 염증, 기침, 가래를 업애주는 데 도움이 된다. 또한, 플라보노이드 성분에 의해 우리 몸의 나쁜 활성산소가 제거된다 심혈관 계통을 깨끗하게 한다.

시력

59회 블루베리　블루베리 추출물은 고혈압, 당뇨로 인한 망막 출혈, 고도 근시에서 망막 변성을 막기 위한 치료제로 사용된다.

안구건조증

65회 아사이베리　아사이베리의 안토시아닌이 항산화 작용을 하기 때문에 자외선 같은 눈에 유해한 광선으로부터 눈을 보호해준다. 또 망막에서 빛을 감지하는 로돕신이라는 색소어 재합성을 촉진시켜 눈의 피로를 줄여주며, 시력을 향상시키는 효과가 있다.

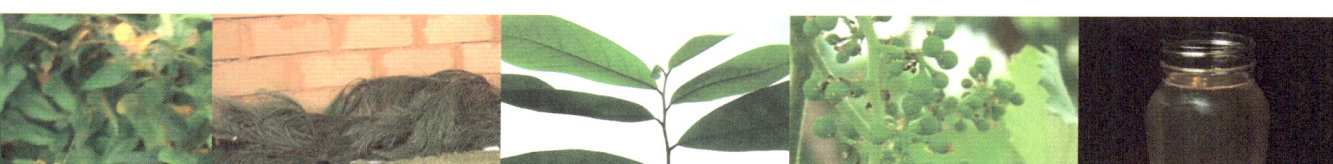

5권 · 심장 & 뇌 질환

· 심장 질환

심근경색

56회 삼채
혈압을 안정적으로 유지 시키고, 삼채에 주요 성분인 칼륨이 체내 나트륨 배설을 촉진시키고 고혈압을 조절해 성인병을 예방한다.

60회 연잎과
** 연 수액**
천연 방부제의 역할을 한다. 연잎에 있는 플라보노이드 성분은 음식의 지방을 분해하고 부패를 방지한다.

70회 은행 발효액
은행에 함유된 리놀렌산과 징코라이드가 혈전의 원인인 혈소판 응집을 막는 데 효과적이며 고혈압, 동맥경화 등의 질환을 예방하고 치료하는 데 도움을 준다.

심장협심증

39회 칠보석
칠보석에서 뿜어져 나오는 원적외선이 인체에 긍정적인 영향을 준다.

39회 건해삼
해삼의 홀로테인이라는 성분이 피의 응고를 막고, 유해균을 파괴하며 항암 작용을 한다. 또한 해삼의 지방산이 전립선 등의 암세포의 성장을 억제한다.

부정맥

53회 보리수
오장을 보호하는 성분이 있어 체력이 떨어져서 생기는 부정맥의 발병을 막는 데 간접적인 도움을 줄 수 있다.

심장박동기

33회 나귀 내장
여육이라고 하는 나귀고기는 열을 풀어주고 마음을 소통시켜서 예방하는 효과가 있다. 머리는 두풍증을 예방할 수 있고, 가죽을 삶아서 만든 아교는 조혈 작용이 있어 피를 보충해주고 지혈 작용을 한다.

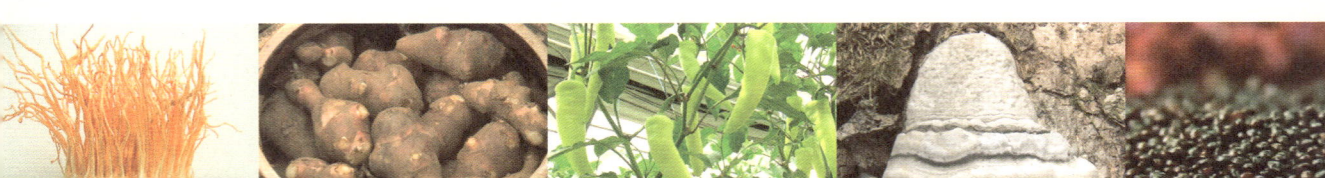

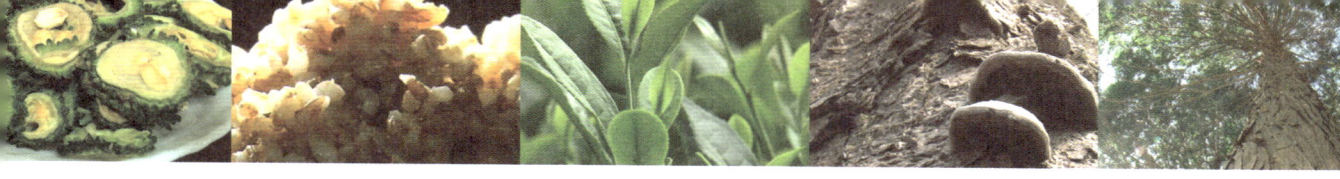

심실중격결손증

| 55회 포도 | 우리 몸의 혈관에 나쁜 영향을 주는 저밀도 콜레스테롤을 낮추고 나이가 들면 가장 문제가 되는 섬유화 현상, 심장 근육이 딱딱해지는 것을 막아 준다. |

· 뇌 질환

뇌졸중

30회 자연 효소 밥상	효소액은 콜레스테롤 찌꺼기나 혈관 벽에 붙어있는 불순물을 제거하는 것을 돕는다.
36회 죽력 (대나무 기름)	중풍 및 반신불수 환자들에게 요긴하게 처방되었으며 뇌졸중 및 뇌졸중으로 인한 언어 장애 등을 치료하는 데 도움이 된다.
41회 백토	체내의 나쁜 독이 백토에 흡착되어 배출되어 신진대사를 원활하게 하고 만성 피로를 회복시키는 데 도움이 된다.

뇌경색 & 뇌출혈

37회 갈대 뿌리	열을 내리고 몸 안에 쌓인 여러 가지 독을 풀어주며, 갈대 뿌리에서 추출한 MPC성분은 치매에 효능이 있다.
65회 아로니아	아로니아의 안토시아닌 성분 수치는 자연계 식물 중 가장 높은 정도이다. 블루베리에 약 4배, 포도엔 약 79배의 안토시아닌이 함유되어 있다. 안토시아닌이 심장 질환, 뇌졸중의 위험을 감소시킨다.
71회 녹차	녹차의 카데킨 성분은 강력한 항산화 작용을 가지고 있어 모든 질병의 근원이 되는 활성산소를 제거해 몸의 노화를 막고 건강하게 한다.

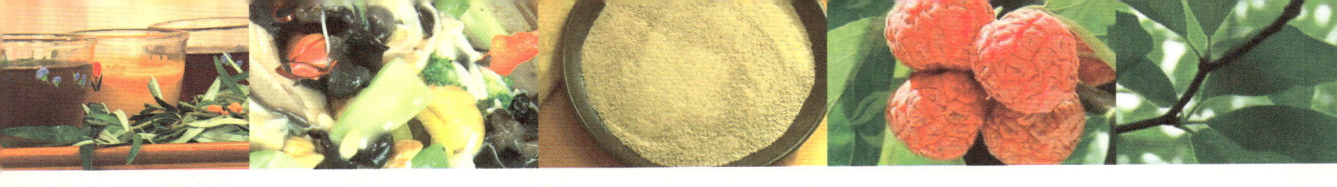

뇌종양

42회 생강나무와 겨우살이　생강나무는 어혈을 풀어주고 몸을 따뜻하게 한다. 복통, 냉증, 관절염, 근육통 등에 효과적이다.

치매

41회 노루 궁뎅이버섯　치매를 예방하고 치료한다. 노루궁뎅이버섯의 헤리세논, 에리나신이라는 물질이 신경 성장인자와 결합하여 치매를 예방한다.

중풍

19회 장수말벌주　신체 면역기능을 향상시킨다. 아미노산, 유기산, 비타민, 항생물질을 풍부하게 함유하고 있다.

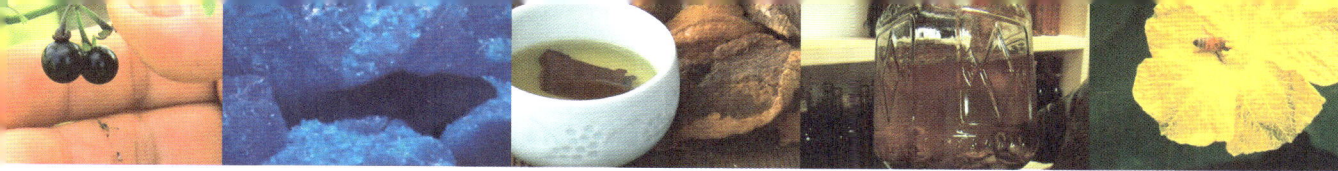

6권 · 고혈압

고혈압

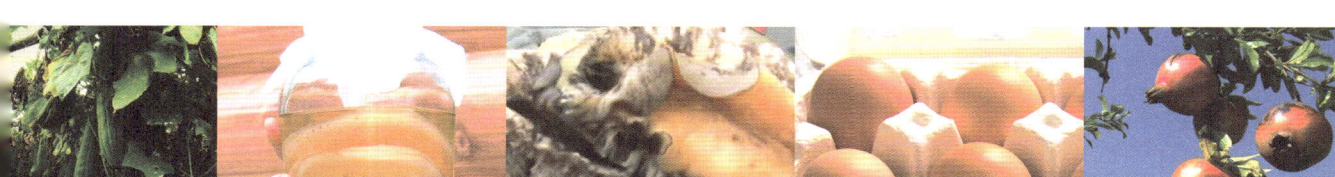

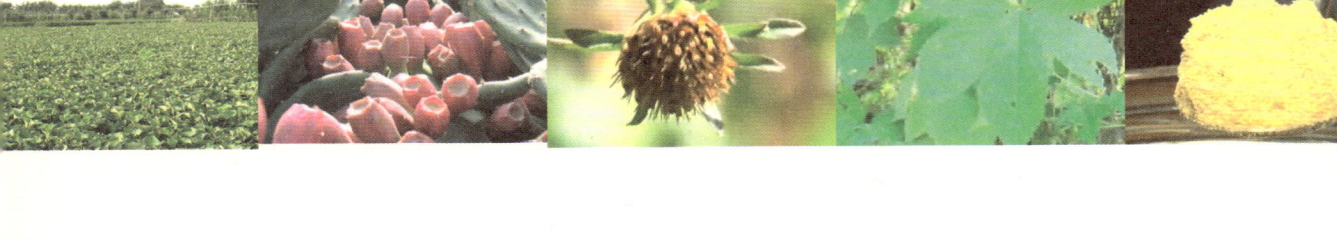

56회 생 들기름	혈액 내 중성지방량이 줄고, 혈전이 용해되어 고혈압이나 심근경색 같은 혈관 질환에 상당히 도움이 된다.
56회 천마	천마의 가스트로딘은 몸 안에 생긴 유해 산소를 없애고 심박동수를 감소 시키며, 칼륨과 마그네슘은 체내 나트륨을 배출해 혈압을 떨어뜨린다.
58회 꿀 효소 발효액	꿀에 들어있는 칼륨이 나트륨의 배출을 촉진시켜 고혈압을 막아 주고 혈관 내 노폐물과 콜레스테롤을 제거해 혈액을 맑게 한다.
64회 그라비올라 잎	아세토제닌과 파이토케미컬 등의 물질이 활성산소의 생성을 막아주어 고혈압, 당뇨병, 고지혈증 등의 성인병을 예방한다.

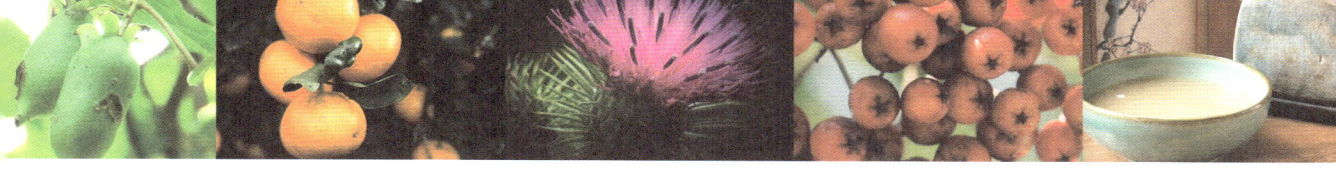

7권 · 당뇨

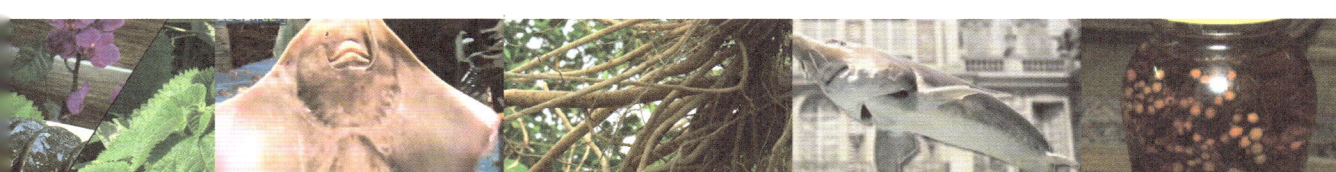

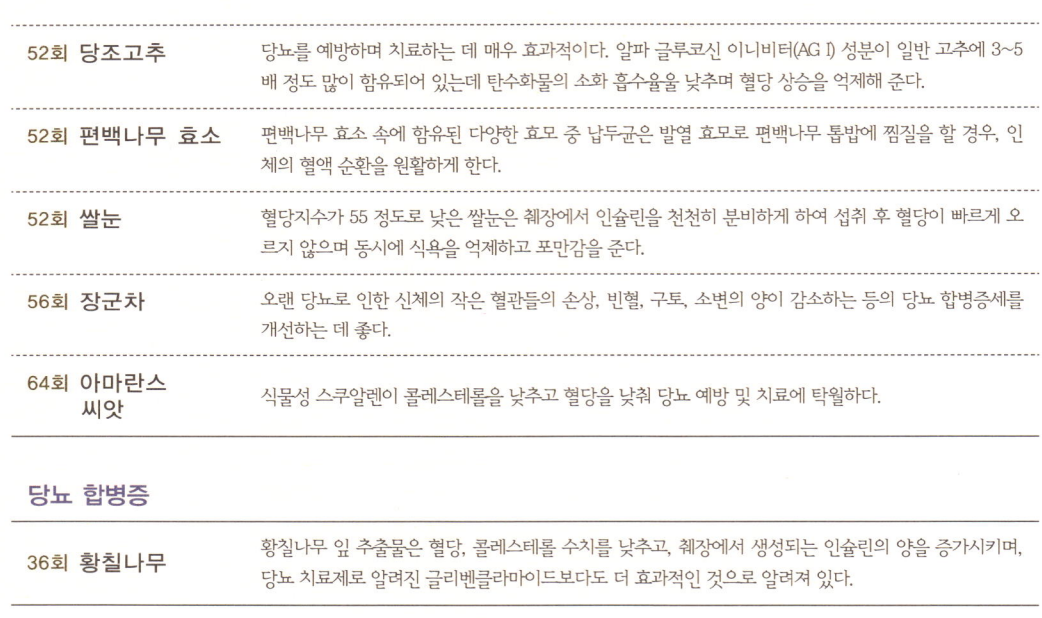

52회 당조고추	당뇨를 예방하며 치료하는 데 매우 효과적이다. 알파 글루코신 이니비터(AG I) 성분이 일반 고추에 3~5배 정도 많이 함유되어 있는데 탄수화물의 소화 흡수율을 낮추며 혈당 상승을 억제해 준다.
52회 편백나무 효소	편백나무 효소 속에 함유된 다양한 효모 중 납두균은 발열 효모로 편백나무 톱밥에 찜질을 할 경우, 인체의 혈액 순환을 원활하게 한다.
52회 쌀눈	혈당지수가 55 정도로 낮은 쌀눈은 췌장에서 인슐린을 천천히 분비하게 하여 섭취 후 혈당이 빠르게 오르지 않으며 동시에 식욕을 억제하고 포만감을 준다.
56회 장군차	오랜 당뇨로 인한 신체의 작은 혈관들의 손상, 빈혈, 구토, 소변의 양이 감소하는 등의 당뇨 합병증세를 개선하는 데 좋다.
64회 아마란스 씨앗	식물성 스쿠알렌이 콜레스테롤을 낮추고 혈당을 낮춰 당뇨 예방 및 치료에 탁월하다.

당뇨 합병증

36회 황칠나무	황칠나무 잎 추출물은 혈당, 콜레스테롤 수치를 낮추고, 췌장에서 생성되는 인슐린의 양을 증가시키며, 당뇨 치료제로 알려진 글리벤클라마이드보다도 더 효과적인 것으로 알려져 있다.

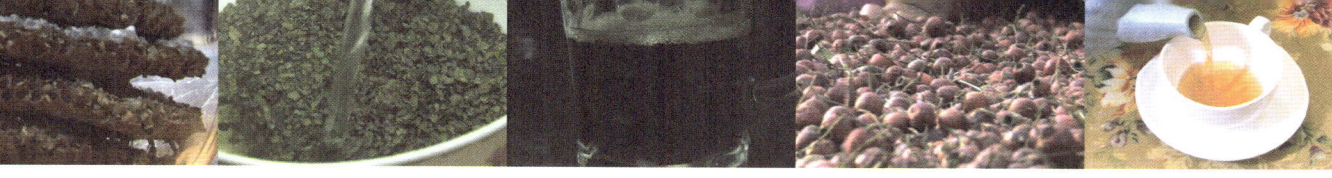

8권 · 내과 질환

갑상선암

77회 구아바 잎
항암작용이나 항산화 작용이 탁월한 폴리페놀 함량이 아주 많으며, 구아바 유래의 플라보노이드 계통의 화합물인 아피제닌이라는 물질이 함유되어 있어 갑상선 암에 특효가 있다.

66회 생강차
생강의 매운 맛을 내는 진저롤(Gingerol)은 마늘의 알리신 만큼 항산화, 항암 효과를 가지고 있으며 소화작용, 살균 효과가 강해 상비약으로 이용된다.

갑상선 종양

39회 천년초 주스
암, 당뇨를 예방하고 소염, 진통, 폐결핵, 신경통, 관절염에 효험이 있고 혈액순환, 해열작용, 해독작용, 갑상선, 수종, 근종 등에 효험이 있다.

갑상선 결절

77회 제주 산야초
제주도의 작물 생육 기간이 육지보다 약 2~3개월 정도 길다는 점과 특유의 해양성 기후와 바다 바람, 다량의 미네랄을 함유하고 있는 화산 해토 등의 이점이 어우러져 길러진 것이 특징이다.

식도암

48회 봉교
봉교의 카페인산 에스테르가 염증성 질환을 치료하고 예방하는 데 도움이 된다. 류마티스 관절염이나 아토피를 치료하는 데 좋다.

69회 칠곡 주스
잡곡에는 사포닌, 피틴산, 아라비노자일란, 가바, 식이섬유가 풍부하게 들어있어 발암 물질을 배출시키는 작용을 하여 대장암, 유방암 등 각종 암을 예방하는 데 도움을 준다.

혈액암

73회 묵은 도라지
사포닌 성분, 특히 묵은 도라지의 수용성 식이섬유 이눌린은 면역력 강화, 항암 작용에 도움을 준다.

79회 인삼차
인삼의 뜨거운 성질이 겨울철 몸이 차고 추위를 잘 타는 사람들에게 좋고, 원기 회복과 피로 해소에 탁월해 허약 체질 개선에 도움이 된다.

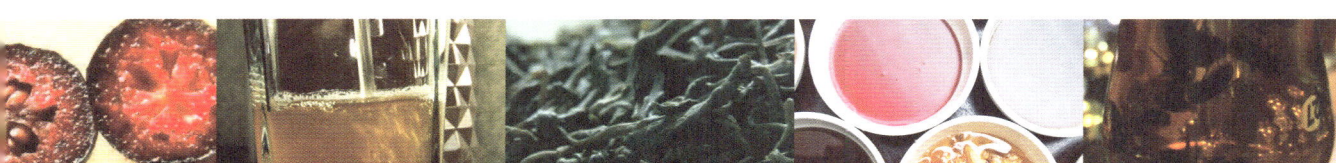

림프종암

41회 칡 칡 속의 카테킨 성분은 간 기능을 돕고 숙취 해소에 좋으며 여성 호르몬인 에스트로겐이 풍부하여 갱년기 증상에 효과적이다.

혈소판 감소증

75회 산사열매 오랜 체기를 풀어주고 기가 몰린 것을 잘 순환시켜 주어 가슴을 시원하게 한다.

결핵

75회 파프리카 루테인, 베타카로틴 등이 함유되어 있어 폐 기능을 원활하게 한다.

골수이형성증후군

72회 잎새버섯 잎새버섯은 생활습관병인 당뇨병, 고지혈증에도 효과가 있는 것으로 밝혀졌다. 매일 먹으면 혈액 속의 지방, 장기의 지방이 줄어 당뇨 치료에 도움이 된다.

급성 골수성 백혈병

58회 백초발효액 여러 가지 다양한 산야초를 발효시키면 각각의 유익 효소가 같이 발효되어 영양적으로 상승효과를 기대할 수 있다. 또한 효소 발효액을 통해 소화가 잘되는 단백질을 섭취하여 면역 기능을 향상시킨다.

천식

74회 오미자 독이 없기 때문에 대부분의 사람들이 먹었을 때 큰 문제는 없지만 손발이 차고 아랫배의 가운이 찬 사람들이 먹으면 입맛이 떨어지고 기운이 가라앉는 경우가 있다.

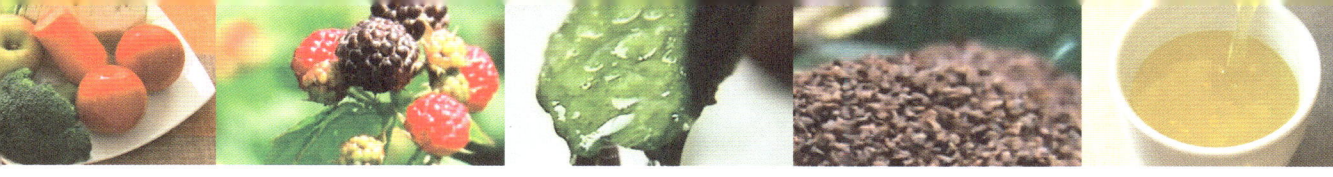

만성신부전

70회 잣	어지럼증을 치료하고 피부를 윤택하게 할 뿐 아니라 오장을 건강하게 한다.	

빈혈

60회 진생베리 혈관의 염증을 억제하고, 혈관 내벽에서 생성되는 일산화질소의 생성을 촉진해 고혈압, 허혈 질병 등을 예방, 치료하는 데 도움이 된다.

75회 단감 폐와 심폐기능을 편안하게 하고 주로 기침이 날 때 열이 오르고 입이 마르는 것을 진정시켜준다.

안면마비

60회 망태버섯 망태버섯의 NGF(신경성장 촉진인자)가 신경 조직 세포의 성장을 유도하고 감각 신경 마비나 얼굴, 턱 손상에 매우 효과적이다.

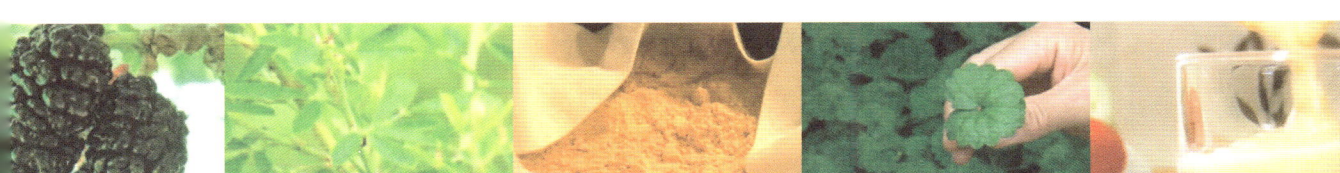

9권 · 관절 & 척추 질환

관절염

57회 아교
뼈를 튼튼하게 한다. 칼슘과 철분 등이 뼈를 건강하게 하고, 특히 몸속의 칼슘이 빠져나가는 시기인 중년들을 건강하게 한다.

77회 감귤껍질
귤껍질에 풍부하게 함유되어 있는 구연산이 피로 회복을 돕고, 신진대사를 원활하게 한다.

78회 섬초
한국영양학회지에 의하면 칼슘, 칼륨, 비타민C의 섭취가 많은 여성이 골밀도가 높다는 결과가 있다. 칼슘, 비타민C가 풍부한 섬초는 뼈를 튼튼하게 하는 데 도움이 된다.

54회 엉겅퀴
지혈 작용이 있다. 소변•대변 출혈, 코피, 자궁 출혈, 외상 출혈 등을 지혈 하는 데 도움이 된다. 특히, 폐결핵으로 인한 토혈을 치유한다.

54회 모시 잎
철분과 아미노산이 다량 함유되어 있는데, 이는 콜라겐을 만드는 주요 성분이고 따라서 퇴행성 관절염을 예방하고 치료하는 데 효과적이다.

류마티스 관절염

51회 홍화(잇꽃)
뼈를 건강하게 한다. 잇꽃 씨앗에 소량 함유되어 있는 백금이 골절 부위의 양전기와 음전기의 교류작용을 활발하게 하여 백혈구를 모아 뼈를 빠르게 결속시킨다.

53회 쇠비름
다양한 염증 및 만성질환을 개선하고, 노화를 막아준다. 또한, 류마티스 관절염 등을 치료하는 데 어느 정도 도움이 된다.

퇴행성 관절염

57회 마가목
플라보노이드 글리코사이드라는 관절염 치료에 도움이 되는 성분이 다량 함유되어 있다.

57회 백년초
백년초 열매의 칼슘 성분이 뼈를 튼튼하게 하여 관절염 등을 예방하며 치료 하는 데 도움이 된다.

67회 양파 와인
2010년 영국에서의 연구 결과에 따르면 양파를 먹는 중년 여성이 그렇지 않은 중년 여성에 비해 무릎이나 척추 관절이 더욱 건강한 것으로 알려져 있다.

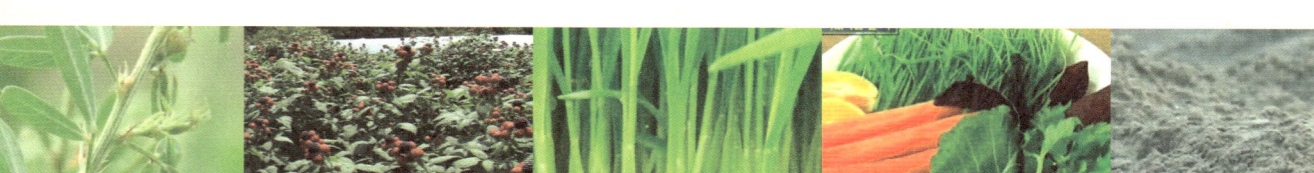

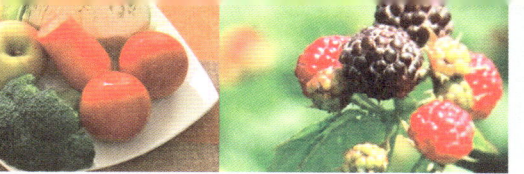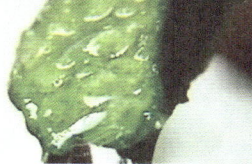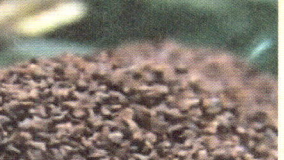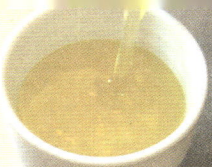

78회 홍어	홍어에는 뼈에 좋은 콘드로이틴 성분이 풍부하게 함유되어 있는데 이는 연골의 주성분으로 기계의 윤활유처럼 뼈와 뼈 사이에서 작용한다.

통풍

57회 약쑥	다양한 유기물들이 들어 있는 약쑥은 피로를 해소하고 스트레스를 완화시키는 효과가 있다. 약쑥은 자궁을 따뜻하게 해주고 불규칙적인 생리나 통증을 개선하는 데 도움을 준다.
65회 개다래	개다래 속 벌레가 내품는 아미노산은 요산의 수치를 낮추는 효과가 있다. 따라서 혈액내의 요산 수치가 높아져 요산 결정 조직이 침착되어 염증을 일으키는 질환인 통풍을 치료하는 데 효과적이다.
64회 어성초 잎	어성초 잎에는 쿠에트치트런 성분이 풍부한데 체내 염증을 막아주고 이뇨 작용을 도와 통풍을 예방하고 치료하는 데 도움이 된다.

무릎 통증

37회 우슬	우슬에는 사포닌과 칼슘이 다량 함유되어 있어 무릎, 허리 등의 뼈를 튼튼하게 한다.

무릎 연골증

41회 철갑상어의 척수	철갑상어 척수의 콘드로이틴은 연골을 구성하는 중요한 물질로 나이에 따라 마모되는 무릎이나 팔꿈치 등의 연골을 튼튼하게 할 수 있다.

연골판 절제

54회 발효현미버섯	각종 비타민 성분, 미네랄, 아미노산 등이 풍부하지만 실질적인 소화 및 흡수율이 낮다. 이러한 현미를 발효를 거쳐 체내 흡수율을 높인 것인 발효현미이다.
17회 산골	산골에는 5대 필수 영양소 중 하나인 철분이 다량 함유되어 있는데 알맞게 섭취했을 시 노화 예방에 탁월하다.

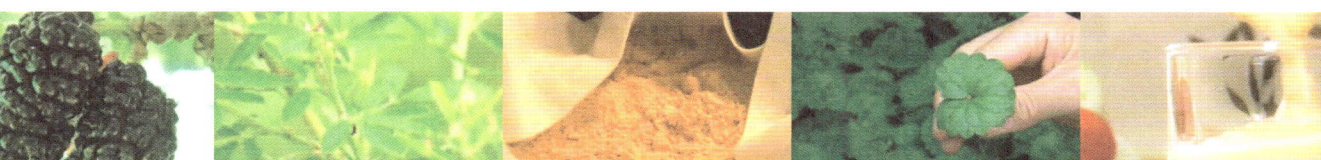

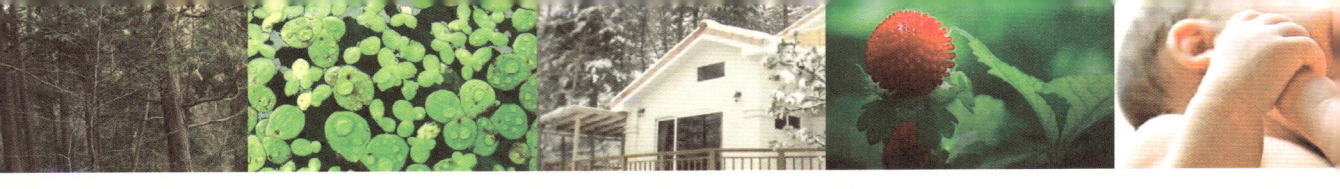

척추전방전이증

73회 가막사리와 환삼덩굴	배당체인 세사민과 쿠마린 성분이 진정작용을 일으킨다. 세사민과 쿠마린이 혈관을 확장하여 혈액 순환을 원활하게 한다.

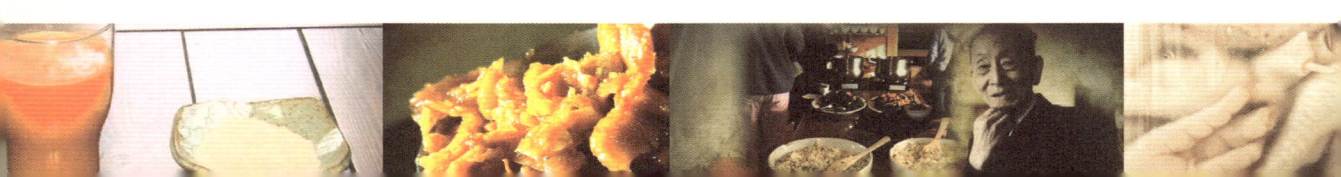

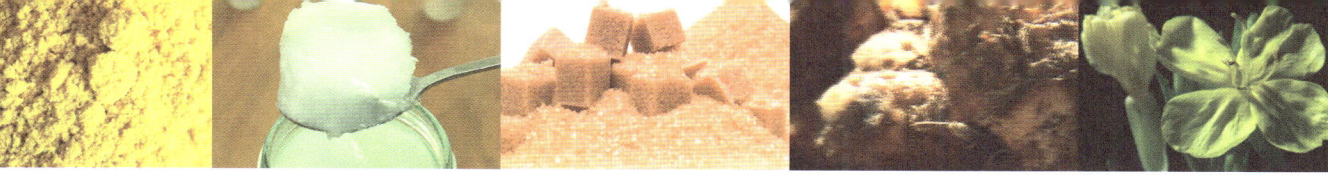

10권 · 여성 질환

유방암

32회 사찰 음식	표고버섯 가루, 다시마, 들깨, 솔잎가루 등을 이용해 담백한 맛을 내는 사찰음식. 이러한 천연 양념은 맵고, 짜고 기름진 것들로 인해 자극받은 몸을 깨끗하게 하고 연의 이치가 담긴 소박한 맛을 대하면 마음 또한 편안해지는 효과를 얻을 수 있다.
35회 오리푸딩	오리의 불포화지방산 특히 레시틴이라는 성분이 암세포의 생성을 억제하고, 칼슘과 아미노산이 풍부해 간 기능을 향상시켜 해독 작용을 돕는다.
45회 현미 김치 (미강)	미강에는 셀룰로오스, 비타민, 미네랄, 생리활성물질 등이 풍부하게 함유되어 있는데, 유산균으로 발효 과정을 거치며 아라비녹실란, 가바, 피틴산 등이 생성되고 기존 영양성분이 더욱 세분화 되어 소화 흡수에 용이하게 된다.
50회 상황버섯	온순하고 독을 다스린다. 여성의 하혈, 배앓이, 자궁 내막염이 의한 대하 증세에 쓰며 양기에 좋다.
53회 꾸지뽕	당뇨에 특효이며, 꾸지뽕의 루틴이 모세혈관을 강화시키고 당뇨를 예방한다. 꾸지뽕의 플라보노이드, 모르틴, 루틴 성분이 각종 암을 예방하고 치료하는 데 도움이 된다.
59회 전복	뛰어난 항산화 작용을 한다. 비타민A, B, E 같은 항산화 물질이 많이 들어 있어 항암 작용을 하고 동맥경화를 예방하고 혈관을 튼튼하게 한다.
59회 산자나무 (비타민나무)	비타민은 물론이고 필수 아미노산, 불포화지방산 등을 다량 함유하고 있어, 다이어트 및 미용에 매우 탁월한 효과를 보인다.
72회 비트	여성계 질환을 예방하고 치료하는 데 매우 좋다. 여러 가지 구기질과 비타민, 엽산이 풍부하여 여성, 특히 산모들의 건강을 유지하는 데 아주 좋다.
72회 수세미	최근 국내 한 연구팀에 의하면 수세미 추출물이 자궁경부암, 유방암 세포의 증식을 억제한다고 밝혀졌다. 수세미에 포함되어 있는 큐마릭엑시드라는 생리활성물질이 항바이러스 효과와 더불어 항암 효과가 있는 것으로 알려져 있다.

자궁암

62회 까마중 효소 발효액	여성의 자궁은 혈이 모이는 곳으로 어혈이 뭉치기 쉽다. 까마중이 열을 내리고 나쁜 피를 제거해 혈액 순환을 촉진시켜 자궁암, 난소암 등을 예방하고 치료하는 데 효과적이다.

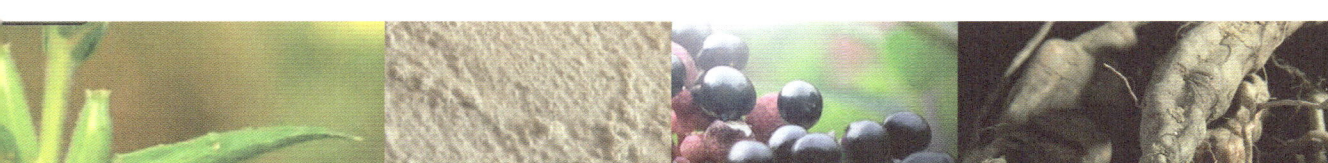

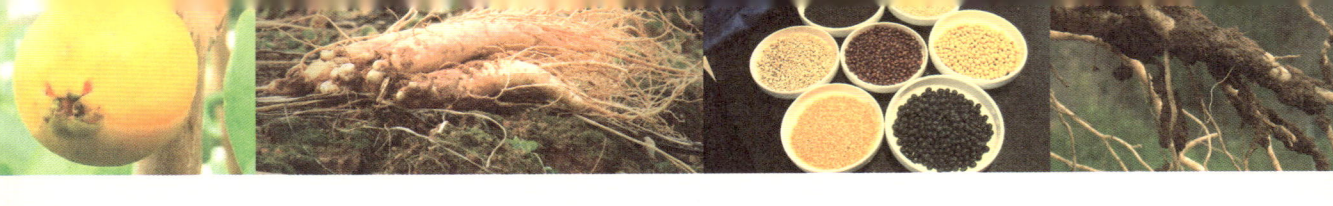

자궁경부암

71회 콤부차

콤부차에는 글루코닉산과 과당이 주요 성분이며, 비타민B 계열과 엽산 등이 아주 풍부하여 항산화 효과가 매우 뛰어나 각종 암과 성인병을 예방하고 치료하는 데 도움이 된다.

난소암

35회 초밀란

초란은 죽어가는 생명을 살릴 수 있는 양약이며, 피부를 젊고 아름답게 하며 노쇠를 방지하는 선약이다.

39회 담반

민간에서는 체내에 독극물이 유입되었을 때 이를 빨리 토해 내기 위한 채토재 로, 또 상처 부위에 발라 지혈 및 살균하는 용도로 사용했다.

갱년기

61회 식초 콩

여성호르몬인 에스트로겐과 유사한 이소플라본 성분이 다량 함유되어 있어 갱년기에 겪게 되는 안면홍조, 발한, 손발 저림, 골다공증을 개선하는 데 매우 좋다.

67회 양심주

심장과 비장의 허약, 건망증에 귀비탕을 처방한다.

72회 석류

석류에 들어있는 천연 여성 호르몬은 콩류에 들어있는 것과 달리 체내에 있는 여성 호르몬과 아주 유사하여 호르몬 부족으로 인한 갱년기 증세를 완화 시킨다.

산후풍

39회 알로에

폴리페놀, 플라보노이드, 비타민C, E, 베타카로틴 등이 다량 함유되어 있어 항산화, 항염증, 항균 작용이 뛰어나다.

수족냉증

61회 구절초

안면 홍조나 폐경으로 인한 우울증을 예방하고 개선하는 데 좋다. 또한 자궁을 따뜻하게 하여 생리불순, 생리통 치료에 효과적이다.

12권 · 피부 질환

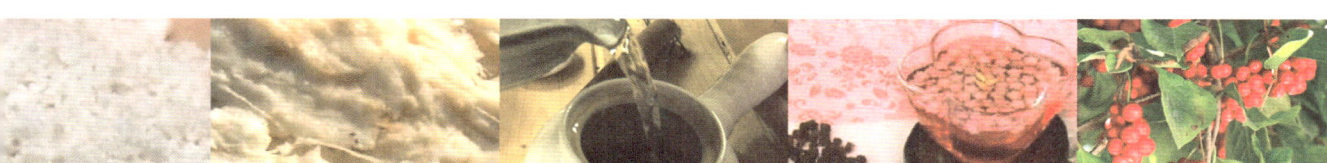

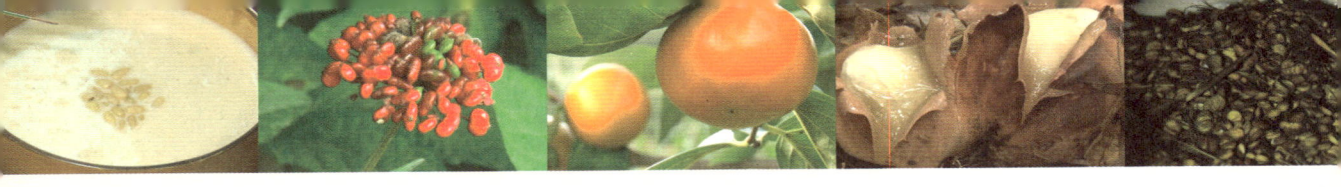

건선

| 59회 울금 | 성인병 예방 및 고혈압, 당뇨 치료에 효과적이다. 울금의 커큐민 성분이 혈관의 노폐물을 청소하고, 높은 혈압을 낮추는 역할을 한다. |

탈모

| 24회 족발 | 족발의 풍부한 칼륨 성분이 나트륨의 배출을 촉진시키며 콜레스테롤과 혈압의 수치를 안정시켜 준다. |
| 67회 하수오주 | 기혈 순환을 돕고 근육과 뼈를 건강하게 할 뿐만 아니라 머리카락을 까맣게 하고 오래 먹으면 늙지 않는다고 기재되어 있다. |

베체트

| 20회 겨자찜질 | 성질이 따뜻하고 독이 없으며 부딪혀 생긴 어혈을 치료한다. |

물사마귀

| 27회 코코넛 오일 | 중쇄지방산이라는 것이 들어 있어 노폐물이나 지방 축적을 억제하고 신진대사를 돕는다. 또한 모유에 성분과 같은 라우르산이 들어 있어서 인체의 면역 기능을 높여준다. |

피부미용

| 3회 흑설탕 스크럽팩 | 건조한 피부의 수분 증발을 방지해 건조함을 덜어주고 각질을 제거해 거친 피부를 개선하는 효과가 있다. |
| 3회 닭발 팩 | 노화를 막고 피부의 윤기와 탄력을 유지한다. |

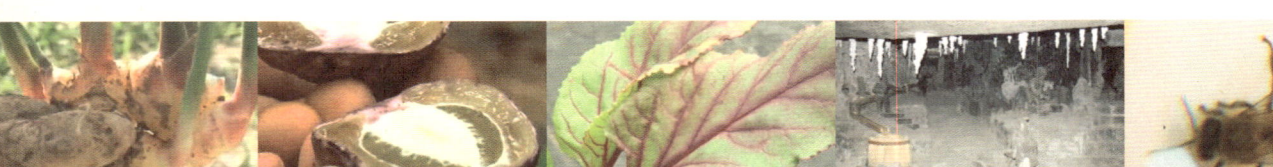